Medizinisches Wörterbuch und Sprachführer Kinyarwanda

Erstausgabe 2016

ISBN: 1540557928

EAN-13: 978-1540557926

A.H. Zemback

Table des Matières

Kinyarwanda	Deutsch: biografische Anamnese
Amakuru ki?	Wie geht es dir?
Mwaramutse/Mwiriwe, Mwiriwe	Guten Morgen, guten Tag, guten Abend.
Nitwa...	Mein Name ist ...
Nkora akazi nka 1) umoforomo/umoforomokazi, 2) umuganga, 3) umusosiyari, 4) umuganga (umuvuzi) w'amenyo 5) umuganga w'amaso, 6) umuganga ushinzwe kubaga, 7) umuvuzi ukora mu bugororangingo (imikorere y'umubiri).	Ich bin ein ... 1) Krankenschwester, 2) Arzt, 3) Sozialarbeiter, 4) Zahnarzt, 5), Augenarzt, 6), Chirurg, 7) Physiotherapeuten
Witwa nde?	Wie heißen Sie?
Mushobora kwandika izina ryanyu.	Könnten Sie das bitte aufschreiben?
Ndishimye kubamenya.	Ich freue mich, Sie kennenzulernen.
Mbese uvuga igifaransa?	Sprechen Sie Englisch?
Sinkoresha icyongereza(simvuga)	Ich spreche ..... Nicht
Subiramo, mushobora.	Bitte, sagen Sie es noch einmal.
Simbyumva.	Ich verstehe nicht
Wavuga witonze, mushobora?	Sprechen Sie bitte etwas langsamer. (Bitte sprechen Sie etwas langsamer.)
Ngwino tujyane.	Bitte kommen Sie mit.
Icara hano, mushobora.	Bitte nehmen Sie Platz. (Bitte setzen Sie sich.)
Mubarizwa he?	Wo wohnen Sie?
Nimero yawe ya telefone ni iyihe?	Wie ist ihr Telefonnummer?
Mushobora kuduha nimero yanyu ya telefone cg aho mubarizwa?	Könnten Sie uns bitte den Namen und die Telefonnummer oder die Anschrift von jemandem geben, den wir benachrichtigen können?
Ninde twahamagara mu gihe bibaye ngombwa?	Wer kann uns im Notfall zu benachrichtigen?
Murubatse?	Sind sie verheiratet?
Mufite imyaka ingahe?	Wi alt sind Sie?
Mwavukiye he?	In welchem Land sind Sie geboren?
Ubarizwa murihe dini?	Was ist Ihre Religion?
Hari indi migenzo cyangwa imihango mwaba mukora?	Haben Sie religiöse Überzeugungen, die Ihre Pflege auswirken?

Kinyarwanda	Deutsch: ausführliche Anamnese: Hauptbeschwerde
Mufite ikihe kibazo uyu munsi? (Murumva mumeze mute?)	Was fehlt Ihnen? (Was können wir heute für Sie tun? Was für Gesundheitsprobleme haben Sie?)
Iki kibazo cyatangiye ryari?	Wann wurden Sie krank?
Ni iki cyatumye muza kubitaro?(kwivuza)	Aus welchem Grund haben Sie ins Krankenhaus kommen?
Ni iki cyatumye muza muri iki cyumba cy'indembe?	Aus welchem Grund haben Sie in die Notaufnahme gekommen?
Mumaze igihe kingana gute murwaye?	Wann wurden Sie krank?
Biragenda bigabanuka se?cyangwa biriyongera?	Ist es besser oder schlechter geworden?
Byatangiye se bitunguranye?cyangwa biza gahoro gahoro?	Haben Ihre Krankheit beginnen plötzlich oder allmählich?
Ni iyihe miti waba warigeze gukoresha kuri ubu burwayi?	Was vorangegangenen Behandlung oder Medikation haben Sie für diese Krankheit genommen?
Mwaba mwarigeze kugira impanuka?	Hatten Sie einen Unfall?
Niburyo ki mwakomeretsemo?	Wie wurden Sie verletzt?
Mwaba mwarigeze guhanuka mugiti?	Haben Sie von einem Baum fallen?
Mwigeze muraswa? Baba barabarashe?	Waren Sie mit einer Pistole erschossen?
Iki gikomere cyaba cyaratewe n umuhoro (umupanga)?	Ist das aus einer Machete?
Iki gikomere cyaba cyaratewe no kwikubita mumuhanda?	Ist das Verletzungen durch einen Autounfall?
Mwigeze muburaho ubwenge nyuma yuko ibi biba?	Haben Sie das Bewusstsein verlieren, nachdem das passiert?
Mwigeze mubura amaraso menshi mbere yo kuza hano?	Haben Sie eine Menge Blut bevor ich hierher kam zu verlieren?
Ni iyihe miti mwaba mwarafashe?	Welche Arzneimittel haben Sie getroffen?
Ubu murumva ububabare?	Haben Sie Schmerzen haben jetzt?
Mwambwira mugereranyije kw icumi(10)uko mubabara?	Bitte geben Sie den Grad Ihrer Schmerzen an? 1 (schmerzfrei) 2 3 4 5 6 7 8 9 10 (chronische Schmerzen)
Mumaranye igihe kingana gute ububabare?	Wie viele Tage haben Sie die Schmerzen?
Niryari ububabare bwatangiye?mumbwire tariki?	Wann haben die Schmerzen beginnen (verwenden Sie den Kalender, um mir zu zeigen)?
Nihe mubabara?	Wo ist Ihre Schmerzen?
Nihe mubabara?	Wo haben Sie Schmerzen?
Munyereke aho mubabara?	Zeige mir, wo es weh tut.
Kora aho ubabara.	Weisen auf die genaue Position.
Murumva ububabare bukabije?	Ist Ihr Schmerz schwerer?
Murumva ubwoko bw ububabare ari ubuhe? Mumbwire uko mwumva bumeze?	Welche Art von Schmerzen ist das? Wie würden Sie den Schmerz beschreiben?
Murababara nk'abahiye?(ubushye)	Ist Ihr Schmerz brennt?
Murumva ububabare bukaze cyane?	Ist Ihr Schmerz stechend, Krämpfe?
Ese ububabare buhoraho?	Ist der Schmerz konstant ...?
cyangwa ububabare buraza bukagenda?	oder hat sie kommen und gehen?
Ese ububabare ni uruhererekane? Ese buko iyo buhererekanya bujya he?	Strahlt der Schmerz? Wo kommt es zu strahlen?
Kora aho ubabara n'urutoki rwawe?	Zeigen Sie mit einem Finger ganz genau auf die Stelle, wo Sie die Schmerzen vespüren.

4

Kinyarwanda	Deutsch: ausführliche Anamnese: Hauptbeschwerde
Ni iki kibworoshya?	Was macht es besser?
Ni iki kibwongera?	Was macht es noch schlimmer?
Ni ryari mwumva mubabara...	Wenn Sie den Schmerz zu bekommen ...
nijoro, mbere yo kurya, nyuma yo kurya	in der Nacht, vor dem Essen, nach dem Essen?
Ugira ububabare umunsi wose ?cyangwa umunsi wose?	Haben Sie Schmerzen den ganzen Tag / Nacht?
Ububabare se burakubyutsa mw ijoro?	Hat es Sie wecken in der Nacht?
Ububabare se ntacyo bwica mubuzima bwawe busanzwe?nko 1.kutabasha 2.kurya?3.guhumeka? 4.kugenda?5.kukazi?6.ibitotsi?7.gukaraba kwawe gusanzwe?8.ubuzima bwawe busanzwe?ubuzima bwawe bw imyororokere?	Ist die Schmerzen beeinflussen Ihr tägliches Leben, wie zum Beispiel: 1) Ihren Appetit, 2) die Atmung, 3) Ihre Bewegungen, 4) Ihre Arbeit, 5) Schlaf, 6) Ihr Bad Gewohnheiten, 7) Ihr soziales Leben, 8) Ihr Sexualleben?
Mwigeze mubonana na muganga kuri icyo kibazo?	Haben Sie einen Arzt für dieses Problem schon mal gesehen?
Hari imiti mwaba mwarafashe kubw iki ikbazo mbere?	Haben Sie Medizin für dieses Problem teilgenommen?
Ese ububabare bugenda bugabanyuka?	Ist der Schmerz beginnt, reduziert werden?
Mwigeze mugera kubitaro?	Haben Sie im Krankenhaus gewesen?
Mwivuzaga iki?	Was haben Sie für behandelt?
Hari undi muntu ufite ubu burwayi murugo?	Ist jemand krank zu Hause?

5

Kinyarwanda	Deutsch: häufige Beschwerden
Ndwaye umugongo.	Ich habe Rückenschmerzen.
Ijosi ryanjye riragagara.	Ich habe einen steifen Nacken.
Ndababara mu muhogo.	Ich habe Halsschermerzen.
Mfite umuriro.	Ich habe Fieber.
Ngira ibyuya mw'ijoro.	Ich habe Nachtschweiß.
Ndakorora cyane.	Ich huste viel.
Birambabaza iyo ndikumira:	Ich habe Schluckbeschwerden.
Ndaribwa mugutwi.	Ich habe Ohrenschmerzen.
Ukugutwi ntikumva neza.	Ich höre auf diesem Ohr weniger.
Ndumva ugutwi kumeza nk ukuzuye amazi	Ich fühle mich als ob ich Wasser im Ohr habe.
Ngira ikibazo cyo kubona.	Ich habe schlechte Sicht.
Ndwaye iryinyo.	Ich habe Zahnschmerzen.
Iryinyo ryanjye rirajegajega	Mein Zahn ist locker.
Amenyo yanjye n'ishinya birajegajega	Meine Zahnersatz sind locker und mein Zahnfleisch zu verletzen.
Ntago meze neza.	Mein Zahnfüllungen sind heraus gefallen
Ishinya yanjye irava iyo nozaamenyo	Mein Zahnfleisch blutet, wenn ich meine Zähne zu putze.
Ndababara urutugu.	Ich habe Schulterschmerzen.
Ndababara munkokora.	Ich habe Ellenbogenschmerzen.
Ndababara ubujana.	Ich habe Handgelenkschmerzen
Ndababara mu mavi.	Ich habe Knieschmerzen.
Ndababara akagombambari.	Ich habe Schmerzen im Fussgelenk.
Mfite isereri(ndazungerezwa).	Mir ist schwindlig.
Ndahangayitse cyane.	Ich bin sehr nervös.
Simbasha gusinzira. (Sinsinzira neza.)	Ich kann nicht schlafen.
Ndananiwe.	Ich fühle mich immer müde.
Nabonye amatembabuzi muntoki.	Ich habe bemerkt, die Drüsen in den Achselhöhlen sind geschwollen.
Ndababara mu gatuza.	Ich habe Schmerzen in der Brust/Ich habe Brustschmerzen.
Umutima wanjye urateragura cyane.	Mein Herz schlägt sehr schnell.
Ndwaye umutwe.	Ich habe Kopfschmerzen.
Simbasha guhumeka neza.	Ich bin kurzatmig.
Mpumeka nabi mw'ijoro.	Ich habe Schwierigkeiten beim Atmen in der Nacht.
Mpumeka nabi iyo ngendagenda,cyangwa ndimumyitozo ngororangino.	Ich habe Schwierigkeiten beim Atmen mit Anstrengung.
Ngomba kwicara iyo nshaka gusinzira.	Ich muss beim Schlafen aufrecht sitzend.
Ndababara gihe mpumetse cyane	Es tut weh, wenn ich tief einatme.
Njya ngira kwibagirwa.	Ich habe Phasen von Bewusstlosigkeit
Ndigukorora cyane.	Ich huste viel.
Ndababara iyo nkorora.	Ich habe Schmerzen, wenn ich huste.
Sinagize imihango y'ukwezi mu gihe cy'amezi...	Meine Periode ist seit—ausgeblieben.
Nabuze imihango.	Meine Periode ist ausgeblieben.
Ndakeka ko ntwite.	Ich denke, dass ich schwanger bin.
Nabyitse numka ndwaye. Nagize ikibazo cyo kuruka.	Ich habe morgendliche Übelkeit.
Ndatwite.	Ich bin schwanger.

6

Kinyarwanda	Deutsch: häufige Beschwerden
Ngira uburibwe mumihango.	Ich habe Schmerzen während meiner Menstruation.
Ndwaye mu gitsina.	Ich habe eine vaginale Infektion.
Ndikunywa ibinini biringaniza urubyaro,	Ich bin auf einem Baby-Pille.
Ndwaye munda, (Ndababara igifu.)	Ich habe Bauchschmerzen.
Sinshobora kurya. (Simbasha kurya.)	Ich kann nicht essen.
Mfite ikirungurira.	Ich habe Sodbrennen.
Ndumva mfite iseseme.	Mir ist übel.
Ndumva nshaka kuruka.	Ich fühle mich als ob ich erbrechen muss.
Narutse kenshi.	Ich habe mich mehrere Male übergeben.
Ndaruka inzoka. (Narutse inzoka.)	Ich erbrach Würmer.
Igogora ntirigenda neza(ntumba inda,ubwangati). {Ndababara mu nda.}	Meine Verdauung ist schlecht.
Ntabwo ndya, nta mu rurumba ngira.(Ntago mbasha kurya uko bikwiriye)	Ich habe keinen Appetit.
Ndahitwa.	Ich habe Durchfall.
Ndwaye impatwe. (Sinituma uko bikwiriye.){Sinjya ku musarane.}	Ich habe Verstopfung.
Mfite amaraso mumusarani.	Ich habe Blut im Stuhl.
Umusarani wanjye urakeye.	Meine Stühle sind leicht gefärbt.
Mbyuka nijoro kwihagarika(kunyara).	Ich stehe in der Nacht auf zu urinieren.
Inkari zanjye zirabonerana.	Ihr Urin ist trüb.
Ndihagarika inkari z amaraso.	Ich habe Blut im Urin.
Ndababara iyo ndi kwihagarika.	Ich habe Schmerzen beim Wasserlassen.
Ndumva ndwaye.	Mir ist schlecht.
Ndumva nacitse intege.	Ich fühle mich schwach.
Ndababara……	Ich habe mir den … verstaucht.
Ndababara muri uru rugingo.	Ich habe Schmerzen in diesem Gelenk.
Ndumva navunitse akaboko.	Ich glaube, mein Arm ist gebrochen.
Ndumva navunitse akaguru.	Ich glaube, mein Bein ist gebrochen.
Mfite uduheri.	Ich habe einen Hautausschlag.
Mfite natwitswe n'amazi.	Ich habe ein Furunkel.
Nahiye.	Ich habe eine Verbrennung.
Nariwe n'igitagangurirwa.	Ich habe von einer Spinne gebissen worden.
Mfite nakomeretse.	Ich habe eine Wunde.
Ndakomeretse.	Ich bin verletzt.
Ndacumbagira.	Ich humpelte.
Yakomeretse umutwe.	Er verletzte sich am Kopf.
Yataye ubwenge.	Er ist bewusstlos.
Arikuva cyane.	Er blutet viel.
Igufa rye ryavunitse.	Er hat einen gebrochenen Knochen.
Umwana wanjye yonka neza.	Mein Baby trinkt gut an der Brust. (Mein Baby Krankenschwestern gut.)
Umwana wanjye yonka nabi.	Mein Baby saugt schlecht.
Ntago mfite amashereka ahagije.	Ich habe nicht genug (Brust) Milch.
Imoko zanjye zifite ibisebe.	Meine Brustwarzen sind rissig.
Nkeneye akantu kamfasha gutanga amashereka.	Ich brauche eine Milchpumpe.

7

Kinyarwanda	Deutsch: Anamnese (Krankengeschichte)
Hari uburwayi bwa karande waba waravuwe?	Sie wird für jede chronische Gesundheitsproblem behandelt?
Waba waragize:	Hatten Sie eine der folgenden Krankheiten:
SIDA	AIDS
anemi	Anämie; Blutarmut
uburwayi bw umutima	Angina
rubagimpande	Arthritis
asima	Asthma
urwaye imiyoboro yo guhumeko	Bronchitis
indwara indakira	Krebs
indwara yandura itera ubushyuhe (intandara) bw'igihe gito n'amabara y'umutuku ku mubiri.	windpocken
hamiro imitezi	Chlamydieninfektion
kolera	Cholera
ibicurane	Erkältung
uburwayi bw umutima	Herzinsuffizienz
agahinda	Niedergeschlagenheit
diyabeti	Diabetes; Zuckerharnruhr
indwara yandura byihuse (imfite uburemere) izana umuriro mwinshi (intandara) ikanatera guhumeka biruhanyije no kumira.	Diphtherie
Imimerere y'uruhu aho ruba umutuku, rukomeye (rukakaye) biatuma ushaka kuhakanda.	Ekzem
igicuri	Epilepsie
uburagaza	Gonorrhö
iyumvikana ry'amajwi adasanzwe mu mutima, rimwe na rimwe nk'ikimenyetso cy'imimerere (imikorere) mibi (amakemwa) yawo.	Herzgeräusch
ibibazo by'umutima-Indwara z'umutima	Herzinfarkt oder Herzklappenfehler
kurwara umurjimo	Leberentzündung
tumenyereye	Herpes-simplex-Viren
hypertension	Bluthochdruck
kurumwa (kurwinga) n'agakoko (agasimba)	Insektenstich
umushiha	Reizbarkeit / Ärger
indwara y'amara	Reizkolon
umuhondo	Gelbsucht
ubuganga	Malaria
iseru	Masern
ibingiriza	Mumps; Rubula
indwara yo koroha amagufwa	Osteoporose
	Parat Fieber
igishute y'amaraka	Peritonsillarabszess
umusonga	Lungenentzündung
imbasa	Polio
umiywyo	Tollwut
indwara inzana utuziga tw'umutuku ku mubiri	Scherpilzflechte

8

Kinyarwanda	Deutsch: Anamnese (Krankengeschichte)
ubuheri	Krätze
indwara y'abana yandura itera gufungana mu mihogo, kuzamuka k'ubushyuhe bw'umubiri (indandara, umuriro) n'amabara y'umutuku ku mubiri	Scharlach
indwara iterwa no kubura vitamini C mu mubiri	Skorbut (Vitamin C-Mangel)
ibyago (ibyorezo) bikwirakwizwa n'imibonano mpuzabitsina	sexuell übertragbare Infektionen
indwara y'bwonko bita STROKE	Schlaganfall
uburuga	Syphilis
inzoka; igifwana	Bandwurm
umwingo.	Schilddrüsen-Krankheit
ikibyimba (igishyute) cyo mu maraka	Mandelentzündung
ibigatura	Typhus; typhoides Fieber
igituntu	Lungentuberkulose
inkorora , gukorora cyane	Keuchhusten (Pertussis)
indwara yandura ituma uruhu ruhinduka umuhondo ishobora kugira inkurikizi y'urupfu	Gelbfieber
Waba uzi icyo HIV ivuga?	Weißt du, was HIV bedeutet?
Waba waripimishije SIDA?	Haben Sie sich für HIV getestet?
Waba waranduye agakoko gatera SIDA?	Stehen Sie mit HIV infiziert?
Ukeneye gufatwa amaraso kugirango bagupime SIDA.	Sie benötigen einen Bluttest auf HIV zu prüfen.
VIH/SIDA	HIV/AIDS
Niryari watangiye imiti igabanya ubukana?	Wann (an welchem Datum) haben Sie angefangen, HIV Medikament zu nehmen?
Itariki n'ingano za CD4 ziheruka? Ese nibangahe?	Wann (an welchem Datum) hatten Sie ihr letzte CD4? Was war das Ergebnis ihrer letzte CD4?
Waba ufite agapapuro kakwibutsa inkingo?	Hatten Sie eine der folgenden Krankheiten: Lungenentzündung oder Hirnhautentzündung?
Waba warigeze kurwara umusonga cyangwa mugiga?	Hatten Sie eine der folgenden Krankheiten: Lungenentzundung oder Hirnhautentzündung?
Waba warigeze kubagwa?	Hatten Sie jermals eine Operation?
Wabazwe iki?	Was für eine Operation war es?
Wabazwe muwuhe mwaka?	Welches Jahr war die Operation?
Mwaba mwarigeze kuba mubitaro?	Haben Sie schon einmal in ein Krankenhaus aufgenommen worden?
Nimuwuhe mwaka?Mubihe bitaro?Kuyihe mpamvu ,Kandi ninde wari muganga?	Wann, in welchem Jahr, an dem Krankenhaus, aus welchem Grund und wer mit Ihrem Arzt?
Ni iyihe miti waba warafashe kuri ubu burwayi?	Was vorangegangenen Behandlung oder Medikation haben Sie für diese Krankheit hatte?
Ubu burwayi ntacyo butwara ubuzima bwawe bwa buri munsi?	Wie wirkt sich die Krankheit beeinflussen Ihr tägliches Leben?
Wigeze kugira ibikomere bikabije?	Waren Sie schon einmal schwer verletzt?

9

Kinyarwanda	Deutsch: Familienanamnese/soziale Anamnese
Ababyeyi bawe babaho?	Leben deine Eltern noch?
Mama wawe aracyabaho?	Lebt ihre Mutter noch?
Papa wawe aracyabaho?	Lebt ihr Vater noch?
Waba uzi icyamwishe?	Wissen Sie, die Ursache des Todes Ihr Vater / Mutter?
Haba hari undi muntu wo mumuryango waba waragize ubu burwayi?	Hat jemand in Ihrer Familie diese Krankheit hatte?
Barumuna bawe,cg bashiki bawe baba bafite ibibazo by'ubuzima?uburwayi?	Haben deine Brüder / Schwestern haben gesundheitliche Probleme?
Waba ufite abana?	Haben Sie Kinder?
Idini ryawe ni irihe? (usengera he?)	Was ist Ihre Religion?
Ese unywa inzoga?	Trinken Sie Alkohol?
Unywa kangahe ku munsi?	Wie viele alkoholische Getränke trinken Sie am Tag?
Unywa buri munsi?	Trinken Sie jeden Tag Alkohol?
Ese unywa itabi?	Rauchen Sie?
Ufata amatabi angahe kumunsi?	Wie viele Zigaretten, Zigarren, Pfeifen am Tag?
Umaze igihe kingana ute unywa itabi?	Wie viele Jahre haben Sie geraucht?
Wigeze unywa itabi?	Haben Sie jemals geraucht?
Ukora akahe kazi (Uwuhe murimo ukora)?	Welche Art von Arbeit machen Sie?

Kinyarwanda	Deutsch: Allergien/Medikamentenanamnese
Ngira ingaruka mbi ku...	Ich bin allergisch gegen ...
Ujya ugira ingaruka mbi kumiti runaka.	Sind Sie allergisch auf jegliche Medikamente?
Hari ingaruka mbi iyi miti yakugizeho?	Sind Sie allergisch gegen irgendwelche Medikamente?
Iyihe miti?	Wie lautet der Name des Medikaments, die Sie die Reaktion hatte?
Wigeze ugira ingaruka mbi kuri ibi binini/	Haben Sie Probleme mit diesen Pillen, irgendwelche Nebenwirkungen haben?
Iyihe miti?	Welche Medikamente?
Wafashe imiti ya kizungu murugo? (Hari imiti ufata mu rugo?)	Nehmen Sie Medikamente zu Hause?
Iyihe miti?	Wie heißt das Medikamente, das Sie nehmen?
Waba ufite urutonde rw'iyo miti? Warunyereka?	Haben Sie eine Liste Ihrer Medikamente?
Umaze igihe kingana gute ufata ibi binini?	Wie lange haben Sie diese Pillen?
Mwaba mwarigeze gukoresha imiti ya kinyarwanda?	Haben Sie traditionelle Medikamente genommen?
Wigeze ufata imiti utayandikiwe na muganga murugo?	Nehmen Sie illegale Drogen?
Murigufata Bactrim?	Nehmen Sie Bactrim?
Nifuzaga kubona icupa ry'umuti.	Ich will die Flasche von Medikamenten zu sehen.
Mwambwira izina ry iyo miti urigufata?	Wie lautet der Name des Medikaments?
Ufite ahanditswe inkingo?	Hatten Sie eine der folgenden Krankheiten: Lungenentzündung oder Hirnhautentzündung?

11

Kinyarwanda	Deutsch: Medizinische Anfrage: lymphatisch, Knochen, Blut, endokrine
Ujya ugira ikibazo cy'uruhu?	Haben Sie Hautprobleme ?
Ujya ugira uduheri kumubiri? (Ibibara byatewe n ibiheri?)	Haben Sie Hautausschlag?
Waba ufite igishyute?ibibyimba?	Haben Sie Blasen oder Geschwüre?
Waba ugira ibibazo byo kumagara uruhu?	Haben Sie Probleme mit trockener Haut haben?
Hari ikibazo cy'uburyaryate? (Cyangwa ikibazo gituma wakwishimagura?)	Haben Sie Juckreiz?
Hari icyo waba wabonye nk'impinduka mumiterere y'uruhu rwawe?	Haben Sie keine Änderungen in der Textur der Haut bemerkt?
Ese imisatsi cyangwa inzara zawe ubona ntampinduka byagize?	Ist Ihr Haar oder Nägel spröder als sonst?
Wigeze ugira inda(imbaragasa)kumubiri?	Haben Sie Läuse gehabt?
Waba warigeze kuribwa n'ikirondwe?	Sind Sie von Zecken gebissen worden?
Waba warigeze kubona imbeba iwawe?	Haben Sie in Ihrem Quartier Ratten?
Waba warariwe n imbwa cyangwa ikindi gisimba icyo aricyo cyose?	Sind Sie von einem Hund oder anderen Tier gebissen worden?
Waba waratumbye inturugunya?	Haben Sie Lymphknotenvergrößerung?
Waba ubabara amagufa?	Haben Sie Knochenschmerzen?
Urababara mungingo?	Haben Sie Gelenkschmerzen?
Waba ubyimba mungingo?	Haben Sie Gelenkschwellung?
Waba ufite ububabare bw'imitsi?	Haben Sie Muskelschmerzen?
Nihe hari ububabare?	Wo ist die Muskelschmerzen?
Waba ufite ububabare mumugongo cyangwa kw ijosi?	Haben Sie Halsschermerzen oder Wirbelsäuleschmerzen?
Waba warigeze guhabwa amaraso?	Haben Sie schon einmal eine Bluttransfusion hatte?
Hari ingaruka mbi guhabwa amaraso byaba byaraguteye?	Haben Sie jemals eine schlechte Reaktion auf eine Bluttransfusion?
Waba ujya ugira ikibazo cyo kuva?	Haben Sie Blutungsstörung?
Waba ugira ibibazo mukuva byoroshye?	Haben Sie ein Problem mit leicht blutend?
Waba ujya ugira kuva byizanye?	Haben Sie Blutungen von überall?
Waba warigeze gukurwa iryinyo?	Haben Sie jemals einen Zahn entfernt?
Waba warigeze kuva igihe kirekire?	Hast du für eine lange Zeit danach bluten?
Ese waba ujya ugira imyuna?	Haben Sie Nasenbluten?
Ujya uzana amabara byoroshye?	Haben Sie leichter blaue Flecken?
Ese wihagarika kenshi kumunsi?	Müssen Sie oft Wasser lassen?
Ujya ugira inyota cyane?	Sind Sie sehr durstig?
Ese uhora ufite inyota?	Haben Sie viel Durst?
Waba warananutse?waba uakaza ibiro?	Haben Sie Gewicht verloren?
Ese n'ibiro bingahe wabuze?	Wie viel Gewicht haben Sie verloren?
Ugira uburibwe bukabije mu kagombambari,ntabwo ushobora gutambuka?	Ist die Schmerzen am Sprunggelenk so stark, man kann nicht zu Fuß auf sie?
Amavi yawe akwemerera gutambuka?cyangwa birakugora kuyahina	Gibt es in Ihrem Knie nachgeben oder einsperren?
Ese ujrababara iyo unyeganyeje urutugu?	Haben Sie Schmerzen fühlen, wenn Sie Ihre Schulter zu bewegen?
Waba warigeze kuvunika igufwa? (hari igufwa ryawe ryigeze gucikamo)?	Haben Sie gebrochene Knochen haben?
Ni ayahe magufwa waba waravunitse?	Welche Knochen waren gebrochen?

Kinyarwanda	Deutsch: Medizinische Anfrage: lymphatisch, Knochen, Blut, endokrine
Ese ujya ugira ibinya?	Haben Sie Muskelkrämpfe?
Waba warigeze kubabara cyangwa kubyimba ingingo?	Haben Sie keine schmerzhaften oder geschwollenen Gelenken festgestellt?
Waba warumvishe ingingo zawe zishyuha cyangwa zisa umutuku?(zitukura)	Haben Sie bemerkt, Ihre Gelenk fühlt sich heiß oder sieht rot?
Ese ibi ni ubwambere byari bibaye?	Ist dies das erste Mal, dass dies passiert ist?
Ese ububabare bwiyongera cyane mw'ijoro? cyangwa mugitondo?	Ist der Schmerz schlimmer morgens oder während des Tages?
Ese ububabare burakira iyo uruhuye urugingo?	Ist die Schmerzen zu verbessern, wenn Sie die Gelenk ruhen?

Kinyarwanda	Deutsch: Medizinische Anfrage: Kopf, Ohren, Augen, Nase und Rachen
Waba warigeze ugira uburwayi bwo mu mutwe?	Haben Sie Gehirnerschütterung?
Ese ujya ugira isereri?Cyangwa ujya uzungerezwa?	Haben Sie Schwindel?
Wigeze urabirana?Cyangwa ubura ubwenge?	Sind Sie in Ohnmacht gefallen?
Ese bijyabikubaho kutabona?	Haben Sie Sehstörungen?
Ese kureba kwawe nikwiza mumaso yawe abiri?	Ist Ihre Vision gut in beiden Augen?
Ese ni irihe jisho rirwaye?	Welche Augen problematisch?
Ese ubasha kureba neza?	Sehen Sie gut?
Ese ntakibazo ujya ugira cyo kureba?	Haben Sie Probleme mit Ihrer Vision haben?
Ese waba wambara amadarubindi? (amalineti,cyangwa lantiye)?	Haben Sie eine Brille oder Kontaktlinsen ?
Ese ntabwo ugenda wumva kureba kwawe bigabanyuka?	Haben Sie bemerkt, Ihre Sehkraft vor kurzem Verschlechterung?
Ese ubonamo intu kimwe bibiri?	Haben Sie Doppelsehen?
Ese hari utuntu duto tw'amabara urikubona mumaso yawe?	Haben Sie Flecken vor den Augen je gesehen?
Ese ubona neza uko bikwiriye?	Ist Ihr Sehen verschwommen?
Ese iyo uri mumucyo ntibikugora kureba?waba umererwa nabi n'urumuri?	Haben Sie Schmerzen beim hellen Licht?
Ese ujya ugira ububabare mumaso?	Haben Sie Schmerzen in Ihren Augen?
Ese amaso yawe ajya azana amazi menshi?	Haben Sie Ihre Augen Wasser viel?
Ese nikuva ryari yabaye umutuku?	Seit wann ist Ihr Auge war rot?
Ese waba warigeze kwijomba cyangwa kujombwa mumaso?	Haben Sie im Auge getroffen worden?
Ese ntamyanda yaba yarageze mumaso yawe?	Hast du Staub in deinem Auge?
Ese ntanarimwe waba warigeze kwitera insegitiside mumaso?	Haben Sie Haushaltsreiniger spritzen in die Augen?
Ese ntamuntu waba warakujobye urutoki mumaso?	Jemand steckte seinen Finger in das Auge?
Ese waba uggira ijisho rizana amazi?	Haben Sie Entwässerung haben aus deinem Auge?
Ese ayo mazi ava mujisho ryawe aba asa ate?	Welche Farbe hat es?
Ese ijisho ryawe riraryaryata?wumvamo uburyaryate?	Haben Sie die Augen jucken?
Ese ijisho ryawe ujya wumva ubabara nk uwahiye?	Haben Sie ein brennendes Gefühl in deinen Augen?
Waba warigeze kugira ikibazo cyo kumva?	Haben Sie vor kurzem eine Anhörung Problem?
Ese ubasha kumva neza?	Hören Sie gut?
Ese ntanarimwe wigeze ubaho igipfamatwi?(ubura kumva kwawe)?	Haben Sie Gehörverlust bemerkt?
Ni ukuhe gutwi kwafashwe?	Welche Ohr betroffen?
Ese nta njereri ujya wumva mumatwi?	Haben Sie ein Klingeln in den Ohren hören?
Ese waba ujya ubabara mugutwi?	Haben Sie Ohrenschmerzen?
Ese waba ugira ugutwi kunyenya?(kugira umuhaha)	Haben Sie Ohrenfluss?
Ese ayo matembabuzi avamo asa ate?	Welche Farbe hat es?
Ese waba warigeze kubona amaraso ava mugutwi kwawe?	Hast du noch Blut aus dem Ohr aufgefallen?
Ese waba utabasha kumvira mugutwi kumwe?	Haben Sie allmählichen Gehörverlust nur in einem Ohr gehabt?
Harubwo waba warigeze kugira uburwayi bwo mumatwi?	Hatten Sie keine Ohr-Infektionen?
Ese waba uherutse kujya mundege vuba?	Haben Sie sich in einem Flugzeug gewesen?
Ese ukora umwuga wo koga mukiyaga?	Sind Sie ein Taucher?

14

Kinyarwanda	Deutsch: Medizinische Anfrage: Kopf, Ohren, Augen, Nase und Rachen
Ese waba ujya widumbaguza?ujya woga mukiyaga?	Haben Sie tauchen vor kurzem?
Ese ujya ugira ibicurane by' amazi?	Haben Sie eine laufende Nase?
Ese ujya ukunda kurwara ibicurane?	Haben Sie viele Erkältungen?
Waba ugira uburwayi buterwa na bimwe mubimera?nk'ubwoya bw'indabyo?	Haben Sie Heuschnupfen?
Ese ujya ufungana amazuru?	Haben Sie Verstopfung der Nebenhöhlen?
Ese ujya wipfuna?	Haben Sie die Nase ständig blasen?
Ese ubasha kumva umuhumuro w'ibiryo?	Können Sie Ihr Essen riechen?
Ese ujya ugira imyuna?	Haben Sie Nasenbluten?
Ese kuva mumazuru byatangiye ryari?	Wann haben die Blutung zu beginnen?
Ese ni ikihe gice cy'izuru kiva?	Welche Seite der Nase blutete?
Ese ntamuntu waba yarakugonze izuru? yaratsikamiye izuru ryawe?	Hat jemand geschlagen?
Ese waba warigeze kwikubita hasi?	Haben Sie fallen?
Ese waba warigeze kuva mw ishinya?	Haben Sie Blutungen Zahnfleisch?
Ese ururimi rwawe rujya rubyimba?cyangwa umunwa?	Ist deine Zunge oder Mund wund?
Ese mwabamugira udusebe mumunwa?(utubyimba)	Haben Sie Geschwüre im Mund?
Ese waba urwara amenyo?(waba ubabara amenyo)	Haben Sie Zahnschmerzen?
Waba ufite iryinyo ryacitse?	Haben Sie einen gebrochenen Zahn?
Hari ishyundu cyangwa ikibyimba waba ufite mu kanwa?	Haben Sie einen Knoten oder eine Geschwulst im Mund?
Waba ufite ijwi risaraye?	Haben Sie Heiserkeit?
Waba ufite uburibwe mu muhogo?	Haben Sie Halsschmerzen?
Ujya ugira ikibazo cyo kurwara urukebu rw"ijosi?	Haben Sie Nackensteifigkeit?

Kinyarwanda	Deutsch: Medizinische Anfrage: Respiratorisches System; Herz-Kreislauf-System
Ujya ugira ikibazo cyo guhera umwuka?	Sind Sie kurzatmig?
Ujya ukunda guhera umwuka?	Sind Sie kurzatmig oft?
Ujya ugira ikibazo cyo guhumeka?	Haben Sie Atemnot?
Ujya ugira ikibazo cyo guhumeka iyo uryamye?	Haben Sie Schwierigkeiten beim Atmen, während Du liegst?
Ujya wicara kugirango uhumeke nijoro?	Müssen Sie sich aufrecht setzen, um in der Nacht zu atmen?
Ujya ubabara iyo usohora cyangwa winjiza umwuka?	Tut es weh mehr, wenn Sie einatmen oder ausatmen?
Ujya ugira uburibwe iyo uhumetse cyane(wiruhukije)?	Tut es weh tief einatmen?
Urasemeka?	Haben Sie Geräusche beim Atmen?
Urakorora?	Haben Sie Husten?
Ugira ububabare mu gatuza iyo ukoroye?	Gibt es Schmerzen beim Husten?
Umaranye inkorora igihe kingana iki?	Seit wann?
Ufite igikororwa?	Haben Sie Auswurf beim Husten?
Ufite igikororwa cyinshi?	Haben Sie eine Menge von Sputum?
Ufite igikororwa cy'amaraso?	Haben Sie blutigem Auswurf?
Ujya ubona amaraso mu gikororwa cyawe?	Haben Sie jemals Blut Streifen zu sehen in Ihrem Sputum?
Igikororwa cyawe gisa gite?	Welche Farbe hat dein Sputum.
Igikororwa cyawe cyaba cyarahinduye ibara cyangwa ingano?	Hat sich Ihre Sputum kürzlich in Farbe oder Dicke verändert?
Wigeze urwara igituntu?	Hatten Sie Tuberkulose?
Ni hehe wivurije igituntu?	Wo haben Sie die Behandlung erhalten?
Umaze amezi angahe ufata imiti y'igituntu?	Wie viele Monate haben Sie das Medikament nehmen?
Ubabara mu gituza?	Haben Sie Brustschmerzen?
Ujya ugira ububabare bwo mugituza bukomereza mukuboko kwibumoso?	Haben Sie Schmerzen, die von der Brust auf dem linken Arm ausstrahlt?
Ujya ubira ibyuya iyo ubabara mu gituza?	Sie schwitzen, wenn Sie diese Schmerzen in der Brust?
Nsobanurira ubwo buribwe	Beschreiben Sie den Schmerz für mich.
Ni ubuhe bubabare?	Welche Art von Schmerzen ist das?
Ububabare bwamaze igihe kingana gite?	Wie lange dauerte der Schmerz an?
Nyereka aho ubababara umbwire nigihe bizira. Niki gitera ububabare?	Zeigen Sie mir, wo Sie Schmerzen haben, sagen Sie mir, wenn der Schmerz auftritt und welche Ursachen die Schmerzen.
Ni yari wagize ububabare mu gituza? Ni iki ukora kugirango ugabanye ububabare	Wann haben Sie diese Schmerzen; was haben Sie getan, um sie zu lindern?
Hamwe nubwo bubabare wagize isereri,isesemi,wararutse cyangwa waguye igihumura?	Mit diesem Schmerz, hat Ihnen ein Schwindelgefühl, Übelkeit, hast du erbrechen oder Ohnmacht?
Warwaye umutwe?	Haben Sie Kopfschmerzen bekommen?
Wacitse intege mu maboko namaguru?	Haben Sie Ihre Arme und Beine fühlen sich schwach?

16

Kinyarwanda	Deutsch: Medizinische Anfrage: Respiratorisches System; Herz-Kreislauf-System
Wigeze wumva uburyaryate(utntu tujombana) mu ntoki cyangwa mu birenge?	Haben Sie Kribbeln oder Taubheitsgefühl in Händen und Füßen fühlen?
Ujya wumva ububabare mu gatuza iyo ukoroye?	Haben Sie Schmerzen in der Brust, wenn Sie husten?
Ubwo bubabare bwiyongera iyo ukoroye cyangwa uhumetse cyane?	Ist der Schmerz in der Brust zu erhöhen, wenn Sie husten oder atmen Sie tief?
Wigeze ufata ibinini bya Nitroglycerine?	Haben Sie jemals eine Nitro genommen?
Wafashe ibinini bya nitro bingahe?	Wie viele Nitros hast du genommen?
Wafashe ibinini bingahe kumunsi/	Wie viele jeden Tag?
Iyo ufashe ikinini cya nitro bifata umwanya ungana ute ngo ububabare bushire	Wenn Sie einen Nitro zu nehmen, wie lange dauert es, bis die Schmerzen weggehen?
Wigeze urwara umutima?	Haben Sie jemals Herzprobleme hatten?
Wigeze ugira ikibazo cy'umutima?	Haben Sie überhaupt irgendwelche Probleme mit dem Herzen hatte?
Wigeze ugira ikibazo cyumutima wenda guhagarara?	Haben Sie schon einmal einen Herzinfarkt?
Ujya ugira kudiha cyane kumutima? Wumva Bijyana nikiganza cyawe?	Haben Sie Herzklopfen?
Ujya ugira ikibazo cyumwuka muke?	Sind Sie oft außer Atem?
Iyo uryamye ujya uhera umwuka?	Sind Sie kurzatmig in Ruhe?
Byigeze bikubaho ko uhera umwuka uryamye?	Sind Sie schon einmal außer Atem in Ruhe?
Ujya ushobora kuzamuka igorofa akazu (esikariye)ka 1 cyangwa aka2 udaheze umwuka?	Können Sie gehen 1 oder 2 Treppen, ohne außer Atem?
Urarana imisego ingahe?	Wie viele Kissen schläfst du mit?
Ujya ubyuka nijoro wananiwe guhumeka?	Wachen Sie nachts kurzatmig?
Ujya ugira kubyimba amaguru hajemo nkamazi?	Schwellen Ihre Beine an?
Ujya ugira ubugombambari bubyimbye?	Nehmen Sie manchmal geschwollene Knöchel?
Ujya wumva ucitse intege?	Haben Sie Schwäche Gefühle?
Ujya wumva ufite umunaniro?	Haben Sie Müdigkeit?
Ujya wumva uburibwe mu maguru iyo ugenda?	Haben Sie Schmerzen in den Beinen beim Gehen?

17

Kinyarwanda	Deutsch: Medizinische Anfrage: Verdauungsapparat; Urogenitalsystem
Urya neza? (Ese urya neza indyo yuzuye?)	Haben Sie gut essen?
Ese unywa neza ?	Haben Sie gut trinken?
Ujya uribwa munda?	Haben Sie Bauchschmerzn?
Ujya uribwa munda umaze kurya?	Haben Sie Bauchschmerzn nachdem Sie essen?
Ni ryari ubwo buribwe bwatangiye?	Wann hat das Problem angefangen?
Haba hashize ibyumweru,amezi,imyaka?	Haben Sie das Problem seit Wochen, Monaten, Jahren?
Uracyafite uburibwe?	Haben Sie noch Schmerzen?
Ese ufite uburibwe nonaha?	Haben Sie jetzt sofort Schmerzen?
Kora aho ubabara ukoresheje urutoki	Zeigen Sie mit einem Finger ganz genau auf die Stelle, wo Sie die Schmerzen vespüren.
Ese ubabara igihe cyose?	Haben Sie Schmerzen die ganze Zeit?
Ese uburibwe buraza bukongera bukagenda?	Ist der Schmerz intermittierende?
Ese wumva uburibwe bwaragabanyutse ukurikije ejo?	Ist sie besser als gestern?
Ufite umuriro?	Haben Sie Fieber?
Ni iminsi ingahe wagize umuriro?	Wie viele Tage haben Sie Fieber haben?
Uhinda umushyitsi?	Haben Sie Schüttelfrost?
Ese ubira ibyuya nijoro?	Haben Sie nächtliche Schweißausbrüche?
Ese ubira ibyuya cyane nijoro?	Haben Sie viel in der Nacht schwitzen?
Ugira ubushake bwo kurya?	Ist der Appetit gut oder schlecht?
Wumvaushaka kurya?	Haben Sie einen guten Appetit?
Ese waba wumva udashaka kurya?	Haben Sie Ihren Appetit verloren?
Ese urararuka?	Haben Sie erbrochen?
Ese ibyo urutse bisa umukara cyangwa birimo amarso?	Ist Ihr Erbrechen schwarzer oder blutiger?
Ese ibyo urutse busa bite?	Was war das Aussehen Ihrer erbrechen?
Ese uruka kenshi?	Fühlen Sie sich oft übergeben?
Ese waba warigeze kuruka amaraso?	Haben Sie erbrochen?
Ese ufite isesemi?	Haben Sie Übelkeit?
Ese isesemi yatangiye uyu munsi?	Hat die Übelkeit beginnen heute?
Ese ni inshuro zingahe wagize isesemi?	Wie viele Tage haben Sie angewidert gewesen?
Ese ugira isesemi kenshi?	Haben Sie oft Übelkeit?
Ese ujya ugira gutumba munda?	Haben Sie das Gefühl aufgebläht im Bauch? Leiden Sie Völlegefühl?
Ese uyumunsi wumvise amara yawe anyeganyega?	Hatten Sie einen Stuhlgang zu heute?
Ese ni ryari muheruka kujya ku musarane?	Wann war Ihre letzte Stuhlgang?
Ese nikangahe wumva amara yawe anyeganyega ku munsi/ ku cyumweru?	Wie viele Stuhlgang haben Sie am Tag / in der Woche?
Ese iyo amara yinyeganyeza ujya wumva ugira ububabare?	Haben Sie manchmal Bauchschmerzen, während mit dem Stuhlgang?
Ese waba wananiwe kwituma?	Leiden Sie unter Verstopfung?
Ese ujya ukoresha imiti igufasha kwituma?	Haben Sie Abführmittel zu nehmen?
Ese haba hari impinduka uheruka mu mirire yawe vuba aha?	Gab es irgendwelche Veränderungen in Ihrem Stuhlgewohnheiten in letzter Zeit?
Ese waba ushobora guhumeka(gusura?)	Sie ließ den Wind?
Ese waba wahumetse (gusura) uyu munsi?	Sie ließ sich den Wind heute?
Ese waba uhitwa/ucibwamo? (Urahitwa?)	Haben Sie Durchfall?

18

Kinyarwanda	Deutsch: Medizinische Anfrage: Verdauungsapparat; Urogenitalsystem
Inshuro zingahe ku munsi?	Wie viele Heute?
Inshuro zingahe ku munsi?	Mit welcher Frequenz?
Ese umusararane wawe ni umukara cyangwa urimo amaraso?	Die Stuhle sind schwarze oder Blut?
Ese umusarane wawe urimo amaraso?	Ist in Ihrem Stuhl Blut?
Ese waba warigeze kugira umusarane wumukara?	Ihre Stuhle waren sie schwarz wie Teer?
Ese waba warigeze kugira umusarane wera?	Ihre Stuhle sind sie manchmal weiß oder hell?
Ese umusarane wawe usa ute... 1)umutuku 2)umuhondo 3)icyatsi 4)umukara?	Was ist die Farbe Ihrer Stuhl...1)rot, 2) gelb, 3) grün, 4) schwarz?
Ese ugira uburyaryate mu kibuno?	Haben Sie Afterjucken?
Ese waba ugira udusebe mu kibuno(amagara)?	Haben Sie Hämorrhoiden?
Ese ugira ububabare iyo umira?	Tut es weh, wenn Sie schlucken?
Ese ujya ugira ingorane zo kumira?	Haben Sie Schwierigkeiten beim Schlucken?
Ese ubona bikoroheye kumira ibinyobwa kurusha ibiribwa?	Haben Sie Flüssigkeiten leichter zu schlucken als Feststoffe finden?
Ese ufite ububabare bumeze kubushye mu gifu cyawe?	Haben Sie eine brennende Schmerzen im Bauch?
Ese waba ugira ikirungurira?	Haben Sie Sodbrennen?
Urashonje?	Bist du hungrig?
Ese uheruka kurya ryari?	Wann haben Sie das letzte Mal essen?
Ese waba warigeze kubona utuyoka mu musarane wawe?	Haben Sie in Ihrem Stuhl gesehen Würmer?
Ese waba warigeze guca mucyuma kireba igifu?	Hatten Sie schonmal eine Gastroskopie? (Das ist wenn eine Kamera durch den Mund geht, so dass den Magen untersucht werden kann.)
Ese waba warigeze kugira udusebe two ku gifu?	Haben Sie schon einmal ein Geschwür hatte?
Ese ufite igisebe ku gifu cyangwa amara?	Haben Sie ein Magen- oder Zwölffingerdarmgeschwür?
Ese ako gasebe kaba karigeze guturika/gucukukika?	Hat dieser Geschwür immer perforieren?
Uranyara nta kibazo? (Ese urihagarika neza?)	Sind Sie urinieren gut?
Ugira ububabare iyo unyara? (Ese ugira uburibwe iyo wihagarika?)	Haben Sie Schmerzen beim Wasserlassen?
Ese ugira uburubwe bumeze nkubushye iyo wihagarika?	Haben Sie ein brennendes Gefühl haben, wenn Sie urinieren?
Ese ugira amashyia ava mu myanya yimyororokere yawe?(Ubona igitsina kivamo amashyira?)	Haben Sie Ausfluß aus der Harnröhre?
Ese waba ufite igisebe ku myanya yimyorororkere yawe/ (Hari utubyimba ku gitsina yawe?)	Haben Sie penil Schanker?
Ese waba warigeze kugira ikibyimba cyangwa igisebe ku myanya myibaruko yawe?	Haben Sie jemals irgendwelche Wunden an den Genitalien hatte?
Ese waba warigeze kurwara indwara zandurira mu mibonano?	Haben Sie jemals eine Geschlechtskrankheit hatte?
Ese inkari zawe zisa zite?	Was bedeutet Ihr Urin aus?
Ese ugira inkari zijimye?	Haben Sie dunkler Urin?
Ese inkari zawe zirera?	Haben Sie trüber Harn?
Ese ufite ububabare mu mugongo aho urubavu rwarwe rwanyuma ruhurira nagatirigongo?	Haben Sie starke Schmerzen im Rücken, wo die letzte Rippe trifft die Wirbelsäule?

19

Kinyarwanda	Deutsch: Medizinische Anfrage: Verdauungsapparat; Urogenitalsystem
Umfite uburibwe (ububabare) munsi y'umufuka w'amabya?	Haben Sie Schmerzen unter den Hoden?
Ugira ikibazo iyo utangiye kunyara?	Haben Sie Schwierigkeiten, wenn Sie anfangen wasserzulassen (zu urinieren)?
Waba ujya uta udutonyanga tw'inkari rimwe na rimwe iyo urangije kunyara? (Ese waba uta udutonyanga twinkari iyo urangije kwihagarika?)	Manchmal passieren, um den Urin verlieren, nachdem Sie fertig?
Ese ninshuro zingahe wihagarika ku munsi?	Wie oft haben Sie im Laufe des Tages zu urinieren?
Inshuro zingahe ku munsi wihagarika mu ijoro?	Wie oft müssen Sie in der Nacht wasserlassen (urinieren)?
Ese ujya ugira ikibabzo cyo gufata inkari zawe?	Haben Sie manchmal Schwierigkeiten haben, halten Sie Ihren Urin?
Ese ugira ubushake bwo kwihagarika kandi umaze kwihagarika ese wihagarika inkari nkeya?	Haben Sie das Gefühl, dass Sie schon wieder wasserlassen müssen, sofort nachdem Sie schonmal nur ein bisschen wassergelassen haben?
Kwihagarika bigenda buhoro ?	Ist der Urinstrom langsam beim Wasserlassen?
Ese iyo ukoroye cg ushoreje usohora inkari?	Kommt Urin aus, wenn Sie husten oder niessen?
Ese ujya wihagarika usinziriye?	Haben Sie jemals das Urin austreten, wenn Sie schlafen?
Ese ugira amaraso mu nkari?	Haben Sie Blut im Urin?
Ese inkari zawe zisa zite?	Welche Farbe hat dein Urin?
Ese wigeze ugira udusenyi mu mpyiko?	Haben Sie schonmal beim Urinieren einen Nierenstein gelassen?
Ese ujya unanirwa gufata inkari zawe?	Sie sind nicht in der Lage, den Urin zu halten?
Waba wanyaye uyu munsi? (Ese wigeze wihagarika uyumunsi?)	Haben Sie heute uriniert?
Ese urumva agafuka kinkari zawe kuzuye neza?	Hat Ihre Harnblase voll fühlen?
Ese waba waigeze kurwara mburugu?	Haben Sie einen positiven Test auf Syphilis?

20

Kinyarwanda	Deutsch: Medizinische Anfrage: Frauengesundheit
Ese wabawarigeze kugira ikibyimba mu mabere?	Haben Sie einen Knoten in der Brust bemerkt?
Ese ugira amatembabuzi mu mabere?	Haben Sie Ausfluß von einer Brustwarze?
Ese ujya ubyimba ku moko cyangwa hafi yaho	Haben Sie eine Schwellung um oder unter den Brustwarzen?
Ese waba waracuze imbyaro?	Haben Sie Wechseljahre erreicht?
Ese uratwite?	Sind Sie schwanger
Ese umaze amezi angahe utwite?	Im wievielten Monat?
Birashoboka ko waba utwite?	Wäre es möglich, dass Sie schwanger sind?
Ushobora kwisuzumisha ko waba utwite?	Wir werden einen Schwangerschaftstest machen.
Ese nikuyihe myaka wagiriye mu mihango?	In welchem Alter hast du angefangen zu menstruieren?
Ese imihango yawe iza igihe kimwe buri kwezi?	Ist Ihre Menstruation regelmäßig?
Ese uraribwa iyo uri mu mihango?	Haben Sie Schmerzen während der Menstruation?
Ese ugira amaraso meshi iyo uri mu mihango?	Is die Menstruation stärker?
Ese ukoresha kotegisi zingahe?	Wie viele Binden oder Tampons verwenden Sie?
Ese ni kangahe ku munsi uhindura kotegisi?	Wie oft am Tag müssen Sie Ihre Binde oder Tampon ändern?
Ese imihango yawe iheruka yatangiye ryari?	Wann hatten Sie Ihre letzte Menstruation?
Ese imihango yawe imara iminsi ingahe?	Wieviele Tage dauert sie?
Ese haca iminsi ingahe kugirango usubire mu mihango?	Wie viele Tage zwischen Ihren Perioden?
Ese ujya uva amaraso hagati yimihango yawe yambere nikurikira?	Haben Sie Blutungen außerhalb der Menstruation?
Ese waba udaheruka imihango yawe?	Haben Sie in letzter Zeit eine Periode verpasst?
Ese waba ugira imibonano mpuzabitsina?	Haben Sie sexuelle Beziehungen?
Ese ni ryari waba uheruka gukora imibonano mpuzabitsina?	Wann war das letzte Mal, wenn Sie Geschlechtsverkehr haben?
Ese waba ukoresha imiti yo kwirinda gusama?	Haben Sie Verhütungsmittel nehmen?
Ese waba ukoresha uburyo bwo kwirinda gusama? ubuhe?	Haben Sie Geburtenkontrolle? was?
Ese waba ufata ibinini byo kuboneza urubyaro?	Sie nehmen die Pille? Hehmen Sie die Anti-Baby-Pille?
Ese waba warigezeukoresha agapira ko mumura?	Haben Sie bereits ein IUP gemacht?
Ese ujya ugira ububabare mugihe cy'imibonano?	Haben Sie Schmerzen beim Verkehr?
Ese ugira uburyaryate mu myanya yawe yuburumbuke?	Haben Sie Scheidenjuckend?
Ese ujya wumva ububabare munda yawe ibyara?	Haben Sie Scheidenschmerz?
Ese ujya ugira ibintu bidasanzwe biva mu gitsina? bike cyangwa byinshi?	Haben Sie Ausfluß aus der Scheide? sehr oder ein wenig?
Ese waba waragize amavangingo y'umuhondo?	Haben Sie (haben Sie schon) und gelben Ausfluss?
Ese waba waratangiye guca imbyaro?	Hat sich Ihre Wechseljahre begonnen?
Ese nikuyihe myaka waciriye imbyaro?	In welchem Alter hatten Sie Ihre Wechseljahre?
Ese ni ku yihe myaka imihango yawe yahagarikiye?	In welchem Alter hast du aufgehört Menstruation?
Ese haribibazo waba uterwa no guca imbyaro?	Haben Sie Probleme mit dem Wechseljahren haben?
Ese ujya uva amaraso mu gitsina?	Haben Sie Blutungen aus der Scheide?
Ese umaze igihe kingana gite uva amaraso?	Wie lange haben Sie die Blutung hatte?
Ese ayo maraso uva mugitsina ahoraho cyangwa uva rimwe na rimwe?	Ist der vaginalen Blutungen kontinuierliche oder hat sie kommen und gehen?

21

Kinyarwanda	Deutsch: Medizinische Anfrage: Frauengesundheit
Ese waba warabuze imihango yawe vuba aha?	Haben Sie Ihre Periode verpasst vor kurzem?
Ese waba warigeze gutwita?	Haben Sie jemals schwanger?
Ni ubwa kangahe usama? (Inda yawa ifite amezi angahe?)	Wieviel Schwangerschaften hatten Sie?
Ufite abana bangahe?	Wieviele Kinder haben Sie?
Ese uheruka kubyara ryari?	Wann war Ihre letzte Baby geboren?
Ese waba warigeze kubyara impanga?	Haben Sie schon einmal Zwillinge zur Welt gegeben?
Ese waba warabyaye neza utabazwe?	Waren die Entbindungen normal?
Waba warigeze ugira ikibazo cyo gukuramo inda?	Hatten Sie Fehlgeburten?
Ese hari ibibazo wagize mu gutwita kwabanje?	Ist es während Iher früheren Schwangerschaften zu Komplikationen gekommen?
Ese waba warabyaye bikoroheye?	Hatten Sie eine einfache Lieferung?
Waba warigeze kubyara ubazwe?	Haben Sie jemals ein Baby durch Kaiserschnitt hatten?
Ese waba warigeze ubyara bakurura umwana?	Haben Sie jemals eine Zangengeburt hatte?
Ese haba hari umwana wawe wigeze uvuka adashyitse?	Wurden alle Ihre Frühgeborenen?
Ese waba warigeze kuva cyane nyuma yo kubyara?	Hatten Sie nach Ihren Entbindungen starke Blugungen?
Ese waba uzi ubwoko bw'amaraso yawe?	Könnten Sie mir wohl Ihre Blutgruppe sagen?
Mu gihe warutwite waba waravuye amaraso cyangwa kubyimba utugombambari?	Litten Sie während Ihrer Schwangerschaft unter: Schmerzen oder gerschwollenen Beine.
Ese uri kunda?	Sind Sie in Geburtswehen?
Ni ryari watangiriye ibise?	Wann haben Ihre Wehen angefangen?
Ese ububabare bwawe bukurikirana bute?	Wie nah zusammen sind die Wehen?
Ese ububabare bwawe bwamaze igihe kingana gite?	Sind sie regelmäßib oder unregelmäßig?
Ibise byawe bizira rimwe(mugihe kingana)?	Wieviele Minuten liegen zwischen den Wehen?
Haca umwana ungana ute mu bise byawe?	Wie viele Minuten zwischen den Wehen?
Warivubiye? Wabonye ishuha imeneka?	Haben Sie schon Fruchtwasser verloren?
Uyu ni imfura yawe?	Ist das Ihr erstes Kind?
Urumva umwana akina?	Haben Sie das Gefühl das Baby zu bewegen?
Wisunika! (reka gusunika) (mu gihe umwana avuka)	Drücken Sie nicht.
Sunika (mu gihe umwana avuka)	Drücken Sie nun.
Sunika cyane (mu gihe umwana avuka)	Schieben Sie sehr hart.
Umfite umuhungu! (Wabyaye umuhungu!)	Sie haben ein Junge!
Umfite umukobwa! (Wabyaye umukobwa!)	Sie haben ein Mädchen!
Umfite imanga (wabyaye impanga)	Sie haben Zwillinge!
Umwana ameze neza ;amfite ubuzima bwiza. (Abana bameze neza; bamfite ubuzima bwiza.)	Die Baby / Babys ist / sind gesund.
Umwana wawe ararwaye.	Ihr Baby ist krank.
Turashaka gufasha umwana wawe.	Wir brauchen, um Ihr Baby zu helfen.
Ushobora gusigarana n'umwana wawe.	Sie können mit Ihrem Baby zu bleiben.

Kinyarwanda	Deutsch: Medizinische Anfrage: Peripartum; Neugeborene
Umwana wawe amfite imyaka ingahe?	Wie alt ist das Kind?
Ese umwana wawe yavukiye mu rugo cyangwa kwa muganga?	Ihr Baby zu Hause oder im Gesundheitszentrum geboren?
Ese umwana wawe yavukanye ibiro bingahe?	Was hat das Kind gerade nach dem Geburt gewogen?
Ese wonsa umwana wawe cyangwa umuhera amata mu icupa ryabugenewe/	Stillen Sie das Kind mit der Brust, oder geben Sie ihm eine Flasche?
Ese umwana aronka neza?	Trinkt das Kind gut beim Stillen?
Ese umwana wawe yaba yarigeze agagara?	Hat das Kind schonmal einen Schüttelkramp gehabt?
Ese uruzi rw'infa rwarirufite ibara risa rite?	Welche Farbe hatte das Fruchtwasser?
Ese waba wararwaye mbere yo kubyara?	Waren Sie krank vor der Lieferung?
Ese umwana wawe afite umuriro ki?	Was ist die Temperatur des Babys.
Umwana wawe ararwaye.	Ihr Baby ist krank.
Dukeneye gufasha umwana wawe.	Wir brauchen, um Ihr Baby zu helfen.
Ushobora gusigarana numwana wawe.	Sie können mit dem Baby zu bleiben.
Dukeneye gushyushya umwana wawe	Wir müssen das Baby wärmen.
Turashaka gushyira umwana wawe kurumuri rwabigenewe kugirango ashyuhe	Wir müssen das Kind unter dem bili-Licht zu setzen, um ihn zu wärmen / ihr.
Turashaka guha umwana wawe umwuka.	Wir müssen das Kind Sauerstoff geben.
Ese umwana ararira kenshi?	Schreit das Kind viel?
Ese umwana arikongera ibiro?	Nimmt das Kind zu?
Ese umwana ararya neza?	Hat das Kind einen guten Appetit?
Ese ni ubuhe bubabare umwana aririra	Uber welche Schmerzen klagt das Kind?
Ese umwana aranywa neza?	Trinkt er (sie) gut?
Ese umwana ararya neza?	Isst er (sie) gut?
Ese waba wabonye utuyoka mu birutsi cyangwa umusarane ?	Haben sie Würmer im Erbrochenes (in der Kotze) oder im Stuhlgang gesehen?
Ese umwana wawe yihagaritse uyumunsi?	Hat Ihr Kind weitergeben Urin heute?
Ese umwana wawe yagize umusarane uyumunsi/ ejo?	Haben Sie Kinder haben einen Stuhl heute / gestern?
Ese arahitwa?	Hat er / sie Durchfall haben?
Ese araruka?	Hat er / sie erbrochen?
Ese ufite agakarita ko gukingiriraho umwana?	Haben Sie das Baby-Impfstoff-Karte?
Ese umwana araseka cyangwa agasakuza iyo umuvishije?	Hat das Kind lächeln und Geschwätz, wenn Sie ihm / ihr zu sprechen?
Ese umwana azamura umutwe iyo aryamye yubitse inda?	Hat das Baby heben seinen / ihren Kopf beim Liegen auf der Brust?
Ese afata ibintu akoresheje intoki ze?	Hat er / sie Gegenstände mit seiner / ihrer ganzen Hand zu greifen?
Ese arihindukiza?	Hat Ihr Baby rollen auf ihrer Brust oder Rücken?
Ese umwana wawe arakambakamba?	Ist Ihr Baby krabbeln?
Ese umwana wawe aragenda?	Wird Ihr Baby zu Fuß schon?

23

Kinyarwanda	Deutsch: Medizinische Anfrage: Neurologische; Psychiatrisch
Ugaragaza intege nkemu maso?	Haben Sie Gesichtsschwäche
Ese ufite ibinya mu maso?	Gesichtstaubheit?
Ese ufite intege nke mu maguru?	Beinschwäche?
Ese ufite ibinya mu maguru?	Beintaubheit?
Ese ufite intege nke mu maboko?	Armschwäche?
Ese ufiteibinya mu kuboko?	Armtaubheit?
Ese waba warigeze gukomereka ku mutwe?	Haben Sie schon einmal eine Kopfverletzung?
Waba warigezekugira impanuka?	Haben Sie schon einmal eine Gehirnerschütterung hatte?
Wari ufite ubwenge?	Waren Sie bewusstlos?
Waba warigeze kugwa igihumura?	Waren Sie schonmal bewußtlos?
Ese waba warigeze ugagara cyane?	Haben Sie Krämpfe hatte?
Ese waba warigeze kugagara?	Nehmen Sie manchmal Anfälle?
Ese mbere yuko ugagara urumva,urahumurirwa cyangwa ukumva ikintu kidasanzwe?	Bevor Sie einen Anfall Sie sehen, hören, riechen, schmecken oder fühlen Sie etwas Bestimmtes?
Ese hari uwaba yarabonye ko amaso yawe yihindukiza iyo ugiye kugagara?	Hat jemand schon einmal aufgefallen, wenn Sie die Augen nach rechts drehen oder nach links zu Beginn Ihrer Anfall?
Ese ujya ugira gutitira?	Haben Sie Zittern?
Ese ujya urwara umutwe?	Haben Sie Kopfschmerzen? Leiden Sie unter Kopfschmerzen leiden?
Ese ukunda kurwara umutwe kenshi?	Haben Sie oft Kopfschmerzen?
Ese ujya urwara umutwe ukabije?	Haben Sie Migräne?
Ese ujya wumva umutwe uremereye?	Haben Sie Druck im Kopf fühlen?
Ese uyu mutwe niwo wakubabaje cyane?	Ist das die schlimmsten Kopfschmerzen Ihrem Leben?
Ese iyo warwaye umutwe ukurira uruhande rumwe?	Wenn Sie ein Kopfschmerz ist der Schmerz immer auf der gleichen Seite?
Ese waba warigeze uhuma ijisho rimwe?	Hatten Sie neulich Sichtverlust in einem Auge?
Ese ujya uhagarara ukumva ufite iserericyangwa ushaka kwitura hasi?	Haben Sie schonmal Probleme mit Gleichgewicht gehabt?
Ese ujya unanirwa guhagarara?	Haben Sie das Gleichgewicht verlieren?
Ese ujya wumva ufite isereri?	Ist der Raum macht Sie fühlen Sie sich schwindlig?
Ese isereri imaze umwanya ungana ute?	Wie lange haben Sie schwindlig gewesen?
Ese niyo wicaye uba wumva ukizengerwa?	Sind Sie schwindlig, wenn Sie still sitzen?
Ese iyo uzunguje umutwe ugira isereri?	Fühlen Sie sich schwindelig, wenn Sie Ihren Kopf zu bewegen?
Ese iyo uhagurutse ugira isereri?	Sind Sie Schwindel beim Aufstehen?
Isereri yawe (yarororshye-irakabije-ntacyahindutse)kuva yatangira?	Ist der Schwindel (besser - schlechter - das gleiche wie) seit dem Start?
Ese ujya wumva ushaka kwegamira iruhande rw"ubumoso/iburyo?	Sie neigen dazu, zu einer oder der anderen Seite zu lehnen?
Ese ujya ugira ingorane mu kugenda?	Haben Sie Schwierigkeiten beim Gehen?
Ese ujya ugira uburibwe buva kugihimba cyo hasi bumanuka mumaguru?	Haben Sie Rückenschmerzen, die zum Hintern gehen und die, die Wade hinunter geht?
Ese ujya ugira ikibazo cyo kwibuka?	Haben Sie Probleme mit dem Speicher?
Ese ujya wumva ufite gusuhuza umutima?	Haben Sie Sorge?
Ese ujya wumva wihebye?	Haben Sie Krise?

24

Kinyarwanda	Deutsch: Medizinische Anfrage: Neurologische; Psychiatrisch
Ese ibyiyumviro byawe bimeze bite?	Wie ist Ihre Stimmung? Wie fühlen Sie sich stimmungmäßig?
Ese wumva amajwi?	Hören Sie Stimmen?
Ese usinzira neza?	Haben Sie gut geschlafen?
Ese ujya ubura ibitotsi?	Haben Sie Schlafstörungen?

25

Kinyarwanda	Deutsch: Kommandos während körperlichen Untersuchung genutzt
Asama.	öffnen Sie den Mund
Bumba umunwa wawe.	schliessen Sie den Mund
Nyereka amenyo yawe.	zeigen Sie mir Ihre Zähne
Sohora ururimi rwawe.	strecken Sie Ihre Zunge herau
Vuga "Ahh".	sagen Sie "A"
Nyeganyeza umutwe iburyo ni bumoso.	drehen Sie den Kopf nach rechts, nach links
Ubika wongere wubure umutwe wawe.	Beugen Sie den Kopf nach vorne, hinten
Mira.	schlucken
Reba hejuru.	nachschlagen
Reba hasi.	hinunterschauen
Reba imbere yawe.	schauen geradeaus
Reba mu rumuri.	schauen Sie zu dem Licht
Kurikiza amaso yawe intoki zange.	folgen Sie meinen Finger mit den Augen
Funga amaso yawe.	Schließen Sie die Augen.
Zamura ibitsike byawe.	Heben Sie Ihre Augenbrauen.
Seka werekana amenyo yose.	Breites lächeln
Mira nonaha.	Schlucken Sie jetzt.
Fungara amaso.	Öffnen Sie Ihre Augen.
Injiza umwuka mwinshi mu kanwa.	atmen Sie tief durch den Mund
Humeka cyane.	atmen Sie tief ein
Humeka utihuta.	atmen Sie langsam tief ein Luft
Reka guhumeka mu masegonda make.	halten Sie die Luftan
Injiza umwuka.	einatmen
Sohora umwuka.	ausatmen
Korora.	Husten
Kunama.	Bengen Sie sichvor
Ryama.	Legen Sie sich flach
Ryamira k'umugongo.	legen sich auf den Rücken
Ryamira iburyo/ibumoso.	legen sich auf die rechte / linke Seite
Ryamira urubavu rwawe.	legen Sie sich auf die Seite.
Icara.	setzen Sie sich
Byuka.	richten Sie sich auf
Kuba umwenda (umuforomakazi afate umuvuduko wamaraso)	rollen Sie Ihren Ärmel hoch
Hindukira.	drehen Sie sich um
Ryamira inda yawe (ubika inda).	drehen Sie sich um (lag auf dem Bauch)
Zamura amaboko/zamura amaguru	heben Sie die Arme / Beine
Manura amaboko/zamura amaguru	senken Sie die Arme/Beine
Haguruka.	stehen Sie auf
Genda ugana urugi/ngwino.	gehen Sie auf die Tür/mich zu
Kurura.	ziehen
Sunika.	drücken
Vuga "yego" iyo urikumva.	Sagen Sie "Ja", wenn Sie es fühlen.
Kora gutya (vuba vuba).	Führen Sie diese Bewegung (schnell) aus.
Koresha ukoboko kwawe uko ndikubigenza.	Bewegen Sie Ihren Arm wie ich.
Hina ivi ryawe.	Beugen Sie das Knie.

26

Kinyarwanda	Deutsch: körperliche Untersuchung
uko ugaragara, uburebure	Auftreten; Körpergröße
uburemere."Hagaruka, hano."	Gewicht (Pfund/Kilogramm) "Stellen Sie sich auf die Waage."
"Ndapima umuvudoko w'amaraso yawe."	Puls Blutdruk Atmung Temperatur "Ich muss Ihren Blutdruck zu überprüfen."
"Mfata agapimabushyuhe munsi y'ururimi rwawe (agapimabushyuhe); igipimisho cy'ubushyuhe."	Temperatur "Halten Sie diese unter der Zunge." (Thermometer)
uruku	Haut
aho ushobero kureba "Funga (hisha) ijisho ryawe ry'iburyo. Soma ibi. Noneho funga (hisha) ijisho ryawe ry'ibumoso hanyuma usome ibi."	Sehschärfe "Decken Sie Ihr rechtes Auge. Lesen Sie die Buchstaben an der Wand. Nun, decken Sie das linke Auge. "
Igihenehene	Augenbindehaut, Sklera
imboni "Ngomba kumurikisha umuriri mu maso yawe."	Pupille "Ich bin dabei, ein Licht in Ihre Augen glänzen."
imboni	Schüler gleich, rund, auf Licht reaktive
	Sehnervenpapille
"Ngombagushyira ibitonyanga by'umuti mu maso yawe."	Ich muss einige medizinische Tropfen in die Augen gelegt.
"Ugiye kumva guhuha k'umuyaga mu maso yawe."	Glaukom-Test: "Sie werden ein Atemluft in die Augen fühlen"
nyirugutwi; "Ngomba kureba mu gutwi kwawe."	Trommelfell. "Ich werde in den Ohren zu suchen."
"Pfuka uku gutwi n'ukuboko kwawe. Mbwira niba udashobora kumva urusaku. Umbwire mu gihe urusaku ruhagaze."	AC> BC bilateral? Rinne. "Decken Sie diese Ohr mit der Hand. Sagen Sie mir, wenn Sie nicht das Gefühl, die Schwingung. "Bewegen Sie die Stimmgabel aus dem Warzenfortsatz und neben, aber das Ohr berührt. "Sag mir, wenn der Ton aufhört."
"Wumva amajwi mu buryo bumwe mu matwi yombi?"	Weber: "Ist der Ton in beiden Ohren?" (Mit einer Stimmgabel, die vibriert, ruht auf der Oberseite des Kopfes des Patienten)
inyama zo mumazuru; "Ngiye kureba mu nazuru yawe imbere, unamura umutwe wawe. (uwujyana inyuma)."	Nasenschleimhaut "Ich werde in die Nase zu suchen."
	Nasenscheidewand
	Nasenmuschel
amaraka	Gaumensegel
utwobo two mu mutwe	Sinus
Amenyo	Zähne
"Asama, mushobora." (fungura meno)	Mund, Zahnfleisch, Zähne, Zäpfchen, Stenson'scher Gang, Wharton'scher Gang "Machen Sie bitte den Mund auf." (öffnen Sie den Mund)
"Erekana ururimi, mushobora." (Sohora ururimi rwawe.")	"Strecken Sie bitte die Zunge heraus."
"Vuga ngo ahhh."	"Sagen sie a"!
"Humeka cyane."	Auskultation "Atmen Sie tief ein."
"Ngomba gukubita ku mugongo wawe ngusuzuma gusa ntago bibaza."	Perkussion: "Ich werde auf der Brust abklopfen, das wird nicht wehtun."
"Mushobora, ryamira k'umugongo." (Ryama)	"Legen Sie sich bitte hin."
"Ryamira ibumoso."	"Drehen Sie sich bitte nach links."
Ryamira urubavu rwawe rw'iburyo.	"Drehen Sie sich bitte nach rechts."
"Urababara hano?"	Empfindlichkeit "Tut es weh, wenn ich hier drücke?

27

Kinyarwanda	Deutsch: körperliche Untersuchung
"Ndashaka gusuzuma ku mugongo."	Zwerchfellrippenwinkelschmerz "Ich muss den Rücken zu untersuchen."
Uko umutima utera"Humeka."	Herzfrequenz, Herz-Rhythmus "Atem Sie normal."
"Ndashaka gusuzuma umutima."	Herzgeräusch? "Ich muss, um Ihr Herz zu hören."
"Funga umwuka."	Arteria carotis "Atem anhalten."
umutsi unyura mu majigo gukweduka	Vena jugularis Druck
"Hari amashyria aza mu mabere (imoko)?"	Brustwarze drainage?
"Urababara ibere?"	Empfindlichkeit "Tut es weh, wenn ich hier drücke?
"Ndashaka gusuzuma amabere."	Tastuntersuchung der Brüste "Ich brauche, um Ihre Brüste zu untersuchen."
(carotid), (radial), ruboroga. Umumisha (artery) of neck and umumisha of wrist, "Gufunga umwuka."	Karotis, Radial, Aorten Pulsation "Atem anhalten."
"Gusuzuma imitsi."	Femoral, Dorsalis Pedis, Tibialis-posterior
kubyimba?	Knöchelödern
"Uraryamye, mushobora."	"Legen Sie sich bitte hin."
"Nyereka aho ubabara."	"Zeigen Sie mir, wo es Ihnen wehtut."
"Ubabara hano?" ("Ubabara iyo n'koze aha?")	Empfindlichkeit "Tut es weh, wenn ich hier drücke?
umukondo	Umbilicus
umusipa	Leistenhernie
"Gusuzuma munda."	Palpation "Ich muss mir die Hände auf den Bauch drücken."
"Ngomba kumva kunda yawe."	Auskultation "Ich muss auf Ihren Bauch mit meinem Stethoskop zuhören."
wamazi yo munda	Flüssigkeitwelle, Bauchdeckenvena?
"Gusuzuma umura."	Fundusstand
guteraki umutima w'umwana urimunda	kindliche Herztöne
"Gutanga inkari."	Urinuntersuchung
Igice cy'umubiri buona mu gihe umwana avuka.	Präsentation
Igice cy'umutwe yabanje umutwe	geburtsh Einstellung
yabanje ikibuno	Schädellage
yaje atambamye	Beckenendlage
ni akuma bakoresha bareba nyababyeyi	Querstand
gukara mu gitsina	Scheidenspekulumuntersuchung
igihe wasaniye inda	Vaginaluntersuchung
isuhu	Gestationsalter
APGAR	Der Apgar-Score, 1 Minute
Igeregeza ry'ihumeka: Iyo uruhinja rutari guhumeka-igiteranyo ni 0. Iyo (niba) guhumeka biri gahoro cyangwa bihindagurika- igiteranyo ni 1. Iyo uruhinja rurira neza- igiteranyo ni 2	Atemanstrengung: 0 Punkte= keine, 1 Punkt = unregelmäßig, flach, 2 Punkte = regelmäßig, Kind schreit
Isuzumamutima ryakozwe n'icyumvisho (igikoresho muganga akoresha yumva umutima n'ibihaha). Iyo hatari ugutera k'umutima - igiteranyo kiba 0. Iyo umutima utera ishuro ziri munsi y'ijana (100) ku munota- igiteranyo kiba 1. Iyo umutima utera ishuro ziri hejuru y'ijana (100) ku munota- igiteranyo kiba 2.	Herzfrequenz: kein Herzschlag = 0 Punkte, unter 100/min= 1 Punkt, über 100/min = 2 Punkte

Kinyarwanda	Deutsch: körperliche Untersuchung
Gutera kw'imikaya (imitsi). Iyo imitsi (umukaya) yisanzuye kandi yorohereye - igiteranyo kiba (ni) 0. Iyo hari ugutera kw'imikaya - igiteranyo ni 1. Iyo hari ugutera guhambaye (gukorana ibakwe) kw'imikaya - igiteranyo ni 2.	Muskeltonus: schlaff = 0, leichte Beugung der Extremitäten = 1, aktive Bewegung der Extremitäten = 2
Igisubizo cy'incamugongo (kibabaje) k'uwiyoroshya (witwara gipfura, utuje cyangwa nyamurangwa n'ubupfura). Iyo hatabayeho inkurikizi (igisubizo ku byavuzwe) - igiteranyo ni (kiba) 0. Iyo habayeho gushoberwa (inshoberamahanga), agahinda - igiteranyo kiba 1. Iyo bimushobeye akanakorora, agatsicyimba cyangwa gusuka amarira (n'ikiniga) - igiteranyo ni 2.	Reflexe: keine = 0, Grimassieren = 1, kräftiges Schreien = 2
Ibara ry'uruhu: Iyo ibara ari iroza ku musatsi n'amaso y'umubiri - igiteranyo kiba 0. Iyo umubiri usa n'iroza n'impera (z'ibice bimwe na bimwe by'umubiri. Urugero: inzara, amano, amazuru,...) z'ubururu - igiteranyo ni 1. Iyo umubiri wose usa n'iroza - igiteranyo kiba (ni) 2.	(Haut-) Farbe blau, blass = 0, Stamm rosig, Extremitäten blau = 1, gesamter Körper rosig = 2
APGAR	Der Apgar-Score, 5 Minuten
uruhorihori	Fontanelle
warakebwe (urakebye?)	Beschneidung?
tumenyenyere	Herpes genitalis?
amabya	Hoden Prüfung
Indwara yo kuzana amagara	Hämorrhoiden, Knötchen, Prostata auf rektale Untersuchung
"Ndashaka gusuzuma mu kibuno ihine, mushobora."	"Ich will ihren Mastdarm (für Hämorrhide) untersuchen.Dies kann unbequem sein. Bitte beugen Sie sich nach vorne."
wituma amaraso	Guajaktest: positiv oder negativ
"Mushobora, byuka."	"Holen Sie sich in der aufrechten Position, bitte."
"Ushobora kumbwira itariki, turiho."	Sagen Sie mir, das heutige Datum.
"Ushobora, kumbwira aho turi ubu?"	Sag mir, wo wir sind.
"Funga amaso yawe umbwire icyo wumva (impumuro)?"	N1 Nervus olfactorius: Kaffee, Pfefferminze? "Machen Sie sich die Augen zu, und sagen Sie mir, was Sie riechen."
"Soma izi nyuguti kuri iki gipapuro. Reba ukomeze ukurikire urutoki."	N2 Nervus opticus: Snellen Tafel, Konfrontation "Folgen Sie meinem Finger mit ihren Augen, ohne sich den Kopf zu bewegen."
"Reba ukomeze ukurikire urutoki."	N3,4,6 Nervus oculomotorius, Nervus trochlearis, Nervus abducens: "Folgen Sie meinem Finger."
"Fatanya urwasaya." "Nyeganyiza inzasaya mu mpande zose."	N5 Nervus trigeminus "Machen Sie sich den Kiefer fest zu." "Bewegen Sie sich den Kiefer hin und her."
"Urumva iki ntu kigukozeho?"	Stirn (Ophthalmikus), Wange (maxillär), Kinn (mandibulär): "Spüren Sie das?"
"Zamura ibitsike."	N7 Nervus facialis: "Machen Sie sich die Augenbrauen hoch. (Machen Sie so)."
"Funga amaso, humiriza cyane, unyereke amenyo yose."	"Machen Sie sich die Augen fest zu. Lächeln Sie groß."

Kinyarwanda	Deutsch: körperliche Untersuchung
"Uri kunyumva muvuga? Subiramo ibyo mvuze."	N8 Nervus acusticus, Flüstern, Rinne Versuch "Kannst du mich hören? Wiederholen Sie, was ich sage."
"Mbwira urusaku ni ruhagarara."	"Sagen Sie mir, wenn Sie das Vibrieren nicht spüren."
"Mira nonaha, mushobora."	N9 Nervus glossopharyngeus: Schluck, (Heiserkeit): Schlucken Sie jetzt."
"Asama cyane, Sohora ururimi mushobora. Noneho, funga munwa."	N10 Nervus vagus; Schluck, weicher Gaumen, Würgreflex "Mach den Mund auf, zeigen Sie mir die Zunge. Nun schließen Sie den Mund "
"Hindukiza umutwe, zamura intugu."	N11 Nervus accessorius: "Drehen Sie sich den Kopf, ziehen Sie sich die Schulter hoch."
"Nyereko ururimi."	N12 Nervus hypoglossus "Zunge ist Mittellinie"
	Glasgow-Koma-Skala
fungura amaso	Augen öffnen: spontan (4 Punkte), auf Afforderung (3 Punkte), auf Schmerzreiz (2 Punkte), keine Reaktion (1 Punkt)
Nyereka intoki ebyiri (zamura intoki ebyiri).	Motorische Reaktion: befolgt Aufforderungen (6 Punkte), gezielte Schmerzabwehr (5 Punkte), ungezielte Schmerzabwehr (4 Punkte), auf Schmerzreiz Beugesynergismen (abnormale Beugung) (3 Punkte), auf Schmerzreiz Streckssynergismen (2 Punkte), keine Reaktion auf Schmerzreiz (1 Punkt)
Ese uzi aho uri?	konversationsfähig, oreintiert (5 Punkte), konversationsfähig, desorientiert (4 Punkte), unzusammenhängende Worte (3 Punkte), unverständliche Laute (2 Punkte), keine verbale Reaktion (1 Punkte)
	motorische Funktion
umuhore nyabubiri	Bizeps; Ellenbogen Flexion
"Tsindagira ukuboko, ukomeze."	"Ziehen Sie den Arm nach oben."
ubujana	Handwurzel Extensor
"Gira ikiganza gutya, ukomeze."	"Beugen Sie das Handgelenk nach oben."
	Trizeps, Ellenbogen Extensor
"Rambura ukuboko."	"Machen Sie den Arm gerade."
	Finger Flexor, Endphalanx Mittelfinger
"Hina intoki gutya."	"Beugen Sie diese Fingerspitze."
	Finger Abduktion, kleiner Finger
"Tandukanya intoki zawe ntutume nzihuza."	"Spreizen Sie die Finger breit. Jetzt lassen Sie mich die Finger nicht zusammen drucken."
	Musculus iliopsoas, Hüfte Flexor
"Zamura ivi ryawe uryerekeza ku gituza."	"Bringen Sie das Knie an die Brust."
ikibero itako	Quadrizeps, Knie Extensor
"Rambura ukugura."	"Machen Sie das Bein gerade."
ruseke	Musculus tibialis anterior, Knöchel Dorsalflexion
"Zamura ikirenge."	"Ziehen Sie den Fuß nach oben hoch."
	Extensor hallucis longus, Großzehe Streckung
"Zamura igikumwe cy'ino."	"Erheben Sie die Zehe hoch."
imfundiko	Gastrocnemius, Knöchel Plantarflexion

Kinyarwanda	Deutsch: körperliche Untersuchung
"Manura ikirenge cyawe gutya."	"Drucken Sie den Fuß nach unten."
"Vuga 'yego' iyo urikumva."	"Sagen Sie "Ja", wenn Sie das spüren."
"Noneho, Funga amaso yawe. vuga: kujomba...; gubazaho?"	"Ist das Gefühl stumpf oder scharf? Sprich: scharf oder stumpf ".
urutugu	C-4 (Oberteil vom Acromioclaviculargelenk)
inkokora	C-5 (seitliche Stelle vom Ellbogenhöhle)
igikumwe	C-6 (Daumen)
musumbazose	C-7 (Mittelfinger)
agahera	C-8 (kleiner Finger)
hafi na mabere	T-4 (Brustwarzelinie)
umukondo	T-10 (Umbilicus)
ikibero	L-2 (medioanterior Oberschenkel)
ivi (imbere)	L-3 (medial femoral Kondylus)
agatsinshino	L-4 (medial Fußknöchel)
ikirenge	L-5 (Fußrücken, dritte metatarsalphalangeal Gelenk)
agatsinsino	S-1 lateral Ferse)
ivi (inyuma)	S-2 (mittellinie Kniekehle)
itako	S-3 (Sitzbeinhöcker)
innyo	S-4-5 (perianal Gebiet)
"Ngiye gusuzuma nkubita gahoro."	Reflexe "Ich werde dich hier mit dieser Reflexhammer zu erschließen."
ikizigera (inyuma), iburyo & ibumoso	Trizepsreflex, dexter und links
ikizigera (imbere), iburyo & ibumoso	Bizepsreflex, dexter und links
ubujana, iburyo & ibumoso	Radiusperiostreflex, dexter und links
ingasire, iburyo & ibumoso	Patellarsehnenreflex, dexter und links
akagombambari, iburyo & ibumoso	Achillessehnenreflex dexter und links
ino rinini	Baninskireflex, dexter und links
	Hintereinandergehen.
"Tera imtambwe iki renge ku kindi." (Genda gutya.)	"Gehen Sie so mit einem Fuß vor den anderen Fuß. Gehen Sie so."
	Fersegang, Zehengang
"Gendera ku bitsinsino, gendera ku mano."	"Gehen Sie auf den Fersen." "Gehen Sie auf den Zehen".
"Haguruka, rambura amaboko imbere yane, funga amaso (sinzira)"	Romberg Versuch: "Stehen Sie auf, strecken Sie die Arme aus, und machen Sie die Augen zu."
"Kora gutya vuba vuba."	Schnellserietechnik: "Machen Sie so aber sehr schnell."
"Shyira agatsinshino ku ivi ukamanure ku kuguru ugere ku kirenge."	Knie-Hacken-Versuch: "Bewegen Sie die rechte Ferse vom linken Knie bis zum Knöchel mit den Augen zu." (Öffnen Sie die Augen, lassen Sie mich zu zeigen.)
"Kurutoki rwanjye wongere ukore ku zuru nyawe."	Finger-Nase-Versuch: "Berühren Sie meinen Finger mit Ihrem Finger, und dann berühren Sie ihre Nase."
"Funga amaso, urumva iki muki ganza."	Stereognosie (Schlüssel, Bleistift, Tasse): Machen Sie die Augen zu. Was ist das in ihrer Hand?"
"Funga amaso, muwuhe mubare wanditse mu biganzo byawe?"	Graphesthesie: "Machen Sie die Augen zu. Welche Nummer habe ich eben in ihrer Hand geschrieben?"

Kinyarwanda	Deutsch: körperliche Untersuchung
"Funga amaso, ni kihe gice cy'umubiri wawe nkoze ho."	Punkt Lokalisierung: "Machen Sie die Augen zu, und sagen Sie mir, welchen Körperteil angefaßt wird."
"Wumva kamwe cyangwa tubiri tugukozeho?"	Zweipunktdiskrimination: "Spüren Sie einen Kontaktpunkt oder zwei Kontaktpunkte?"
	St. Louis University Mental Status Examination
Ni uwuhe munsi w'icyumweru?	Welcher Wochentag ist heute?
Ni uwuhe mwaka?	Welches Jahr haben wir?
Turi mu kahe karere? (Nyamasheke)	In welchem Land befinden wir uns?
Ibuka bino bintu bitanu. Nzakubaza ibyo aribyo nyuma. Igitoki Ikaramu Ingofero Inzu Imodoka	Bitte versuchen Sie sich die folgenden 5 Objekte gut einzuprägen. Ich werde Sie später abfragen. Apfel Stift Krawatte Haus Auto
Umfite amafaranga ibihumbi bitanu (5000frw) ujye mu iduka ugure ibitoki ku mafaranga magana atanu (500frw) n'igare ku mafaranga igihumbi (1000frw). Wakoresheje amafaranga angahe? Wasigaranye amafaranga angahe?	Sie haben €100 und kaufen damit im Lebensmittelgeschäft ein Dutzend Äpfel für €3 und ein Dreirand für €20. (1) Wie viel Geld haben Sie ausgegeben? (2) Wie viel Geld haben Sie noch übrig?
Vuga amazina y'inyamaswa uko ushoboye mu munota umwe. (0) 0-4 inyamaswa, (1) 5-9 inyamaswa, (2) 10-14 inyamaswa, (3) 15+ inyamaswa	Bitte nennen Sie innerhalb einer Minute so viele Tiere wie möglich. 0-4 Tiere (0 Pkt.), 5-9 Tiere (1 Pkt.), 10-14 Tiere (2 Pkt.), 15+ Tiere (3 Pkt.)
Ni ibihe bintu bitanu nakubajije byo kwibuka? Igitoki Ikaramu Ingofero Inzu Imodoka. Erekana buri ryose ririryo.	Bitte zählen Sie die zuvor 5 genannten Objekte auf. (1 Punkt für jede korrekte Antwort).
Ngiye kuguhereza urutonde rw'imibare nkaba nifuza ko uribuyime uhereye inyuma. Urugero, Niba mvuze 42, uvuge 24. (0) 87, (1) 649, (2) 8537	Ich zähle Ihnen jetzt eine Reihe von Zahlen auf, und ich würde Sie bitten, diese rückwärts zu wiederholen. Zum Beispiel, wenn ich 42 sage, dann sagen Sie 24. a) 87 (0 Pkt.) b) 649 (1 Pkt.) c) 8537 (1 Pkt.)
Iyi ni isaha. Shyira ishinge z'amasaha n'iminota kuri saa tanu zibura iminota icumi. (saa yine na mirongo itanu; 10h50'). Izerekana amasaha ni nzima? Igihe nicyo? (isaha ni yo?)	Uhrentest: (Bitte Blatt wenden!) Dies soll eine Uhr darstellen. Ich möchte Sie bitten, in diese Uhr ein Ziffernblatt einzuzeichnen. Die Uhr soll zehn Minuten vor Elf anzeigen. a) Ziffernblatt okay (2 Pkt.), b) Korrekte Zeitangabe (2 Pkt.)
Shyira akamenyetso ko gukuba muri mpandeshatu. Ni ikihe kinini muri ibi bishushanyo?	Geometrische Figuren (Bitte Blatt wenden!) a) Bitte zeichnen Sie ein X in das Dreieck (1 Pkt.) b) Welche der abgebildeten Figuren ist die größte? (1 Pkt.)
Ngiye kugusomera inkuru. Gerageza gukurikira witonze kubera ko nyuma yaho, ndakubaza ibibazo bimwe na bimwe kuri yo. Seraphine yari umudozi (w'imyenda) w'ikitegererezo. Yabonye amafaranga menshi mu gukora imyenda. Yaje guhura na Martin, umuhungu mwiza (ihoho) ubabaza. Ashyingiranwa nawe babyarana abana batatu. Babaga i Butare. Noneho aza guhagarika gukora aguma mu rugo kugirango yite ku bana be. Mu gihe bari bamaze kuba ingimbi (abangavu), yasubiye ku kazi. We na Martin babayeho mu byishimo bihoraho nyuma.	Ich werde Ihnen jetzt eine Geschichte erzählen. Bitte hören Sie gut zu, da ich Ihnen im Anschluss ein paar Fragen stellen werden: Anna war eine sehr erfolgreiche Börsenmaklerin. Sie hat an der Börse sehr viel Geld verdient. Eines Tages lernte sie den umwerfend gut aussehenden Peter kennen. Sie hat ihn geheiratet und hatte drei Kinder. Sie wohnten in Berlin. Sie hat dann mit ihrer Arbeit aufgehört und blieb zu Hause, um für ihre Kinder zu sorgen. Als diese Teenager waren, fing sie wieder an, zu arbeiten. Sie und Peter lebten glücklich miteinander, bis ans Ende ihrer Tage.
Izina ry'umugore ryari irihe?	a) Wie hat der Frauenname gelautet? (2Pkt.)
Ni uwuhe murimo yakoraga?	b) Was für eine Arbeit hat sie ausgebt? (2Pkt.)
Yasubiye ku kazi ryari? (umuntu w'igitsina gore)	c) Wann hat sie wieder mit ihrer Arbeit angefangen? (2Pkt.)
Ni ayahe mahirwe yabanaga nayo?	d) In welchem Land lebte sie? (2Pkt.)

32

Kinyarwanda	Deutsch: körperliche Untersuchung
	Höherer Schulabschluss (Matura): 27-30 Normal, 21-26 leicht neurokognitiv Krankheit, 1-20 Demenz. Niedrigerer Schulabschluss 25-30 Normal, 20-24 leicht neurokognitiv Krankheit, 1-19 Demenz

Kinyarwanda	Deutsch: Bewegungsapparat
"Koresha ukuboko kwawe uko ndikubigenza."	Kombinationsbewegungsschnelltest (Apley-Test) Für einen schnellen test der Schultergelenkbeweglichkeit wird der Patient aufgefordert, mit der Hand hinter dem Kopf den Oberrand der gegenseitigen Skapula zu erreichen. In einer zweiten Bewegung soll die Hand hinter dem Rücken vom Gesäß aus den Unterrand der gegenseitigen Skapula berühren.
"Ngiye kuzamura ukuboko kwawe."	Impingement test nach Neer: Der gestreckte Arm wird im Schultergelenk innenrotiert, um die Sehnen der Außenrotatoren in dem anatomisch engsten Bereich des korakoakromialen Bogens (Schulterdach) zu positionieren. Dann führt der Untersucher den gestreckten Arm passiv in der Skapulaebene in die Abduktion. Bei Auslösung eines Schmerzes ist der Impingementtest positiv.
"Zamura ukuboko kwawe gutya ugerageze no kukumanura."	Supraspinatus isometrischen Test: Der Patient hält ihren Arm bei 20 Grad Abduktion und Adduktion der Prüfer versucht. "Halten Sie Ihren Arm so, und versuchen, sie zu erhöhen."
"Ngiye kuzamura ukuboko kwawe, umbwire mu gihe bikubabaza."	Supraspinatus-Funktion. Schmerzhafte Bogenzeichen : "Ich werde den Arm heben, lassen Sie mich wissen, wenn Sie Schmerzen haben."
"Buhoro buhoro manura akaboko kawe ukiyegereza."	Supraspinatus-Funktion. Fallarm Test: heben Sie den Arm, um 180 Grad Entführung dann weisen Sie den Patienten: "Langsam senken Sie den Arm zu Ihrer Seite". Wenn der Arm schnell fällt der Test positiv ist.
"Ubura kino gikombe."	Jobe-Test: Der zu Untersuchende hält die gestreckten Arme in 90°-Abspreizung in der Skapulaebene bei gleichzeitiger Innenrotation. Der Untersucher drückt die Arme am Unterarm mit langsam zunehmender Kraft nach unten, während der Untersuchte versucht gegenzuhalten. Der Test wird als positiv gewertet, wenn Schmerzen und/oder Kraftlosigkeit auftreten. Er soll spezifisch für eine Läsion der Supraspinatussehne sein.
"Sunika ujyana inyuma (hanze)."	Externe Drehtest für infraspinatus Aufprall. Haben die Patienten zu entführen den Schultern 30 Grad, flex an den Ellbogen um 90 Grad. Halten Sie die Außenseite des Unterarms und leiten sie an "nach außen schieben."
"Twara ikiganza cyawe gutya ugisunike werekeje ku cyanjye."	Subscapularis; abstoßen Test: haben der Patient legte den Arm hinter ihrem Rücken mit der Handfläche nach außen und drücken gegen die Hand des Prüfers. "Bewegen Sie Ihre Hand wie diese und drücken gegen meine Hand."
"Wumva ububabare n'uburyaryate? Hehe?"	Engpass syndrom Test: Tippen Sie auf der ulnaren Nut und fragen: "Haben Sie Schmerzen oder Taubheit haben. Wenn ja, wo? "(Schmerzen und Taubheitsgefühl in der 4., 5. Finger zeigt einen positiven Test.)
"Ni hehe ugira ububabare iyo ngukozeho hano?"	Phalen manövrieren für Karpaltunnelsyndrom: halten Sie das Handgelenk zwang Flexion. Schmerz ist ein positives Zeichen. "Wo haben Sie Schmerzen, wenn ich das tun?"
"Zamura ukuboko kwawe gutya. Bino birakubabaza?"	Finkelstein-Test für die de Quervain Sehnenscheidenentzündung. Lassen Sie den Patienten decken den Daumen mit den Fingern der gleichen Hand. Abzuweichen das Handgelenk in Richtung Ulna. Schmerz ist ein Hinweis auf Sehnenscheidenentzündung. "Halten Sie Ihre Hand wie diese. Hat diese weh? "
"Mbwira niba wumva ububabare."	Kahndruckversuch. Der Daumen gehalten und geschoben in Richtung des Kahnbeins. Schmerz weist auf eine mögliche Kahnbeinbruch. "Sag mir, wenn Sie Schmerzen."

34

Kinyarwanda	Deutsch: Bewegungsapparat
"Bino birakubabaza?"	Hüfte Bewertung. Führen Sie Innen- und Außenrotation der Hüfte und fragen: "Hat dieses weh?"
"Ngiye kunyeganyeza ukuboko ukuguru kwawe; bino birakubabaza?"	Patrick-Zeichen; Patient liegt in Rückenlage, ein Bein ist gestreckt, das andere im Knie gebeugt. Der Außenknöchel des gebeugten Kniegelenks liegt ventral oberhalb der Patella des gestreckten Beins. Das gebeugte Bein wird fallen gelassen bzw. gedrückt. Das gestreckte Bein wird über das Becken fixiert, um eine Mitbewegung zu vermeiden. Normalerweise erreicht das Knie des gebeugten Beins fast die Unterlage. Seitenvergleich ist wichtig. Seitendifferente Beweglichkeit mit schmerzhaft eingeschränkter Abduktion spricht bei ausgeschlossenem Hüftleiden für eine Funktionsstörung des ipsilateralen Iliosakralgelenks. Die Abgrenzung von einem Hüftleiden erfolgt durch Palpation der Gelenkkapsel und Funktionsprüfung. "Ich werde das Bein zu bewegen; bedeutet das weh?"
"Ryamira urubavu rwawe."	Piriformis Test Patient in Seitenlage mit Hüftbeugung bei 60 Grad und Knie bei Vollauszug. Prüfer legt eine Hand auf die Schulter des Patienten und übt einen leichten Druck auf die operierte Bein am Knie. Ein positives Testergebnis wird durch Nervenwurzelschmerz durch Auftreffen des Ischiasnerv verursacht durch die engen M. piriformis festgestellt. "Legen Sie auf Ihrer Seite."
"Ryamira inda yawe (ubika inda)."	Ely-Test zu Rectus femoris beurteilen Flexibilität. Patient legt anfällig mit die Beine gestreckt. Examiner passiv beugt die Knie, um volle ROM. Wenn der ipsilateralen Hüfte steigt sie deutet auf eine enge Rectus femoris Muskel. "Legen Sie sich auf den Bauch."
"Icara ku mpande z'igitanda."	Fulcrum-Test Der Patient liegt auf einem Tisch mit Beine baumeln sitzt. Prüfer stellt ihren Unterarm unter dem Oberschenkel für die Verwendung als ein Drehpunkt. Der Druck wird mit der anderen Hand über das Knie und bis Oberschenkelknochens eingesetzt. Schmerzen hervorgerufen kann einen Ermüdungsbruch anzeigen. "Setzen Sie sich auf den Rand des Bettes."
"Ryama hasi. Ngiye kuzamura ukuguru kwawe, umbwire aho wumva ububabare."	Gerade geschnittene-Raise-Test "Leg dich hin, ich werde Ihr Bein heben, lassen Sie mich wissen, wenn Sie Schmerzen verspüren.";
"Ngiye kugukoraho na kano gati k'ipamba; umbwire nukumva."	Sensation der anterolateralen Bereich des Oberschenkels bis zum Meralgia paraesthetica zu bewerten; "Ich bin dabei, Sie mit dieser Baumwolle Ball berühren, lassen Sie mich wissen, wenn Sie es spüren."
"Ryama hasi; ngiye gusuzuma ivi ryawe."	Knieseitenbandes Bewertung. Valgusstress für mediale Instabilität. "Sich hinlegen. Ich werde das Knie zu überprüfen." "Legen Sie eine Hand auf seitlichen Oberschenkel während die andere Hand wird verwendet, um nach außen Druck auf die Wade an.
"Ryama hasi; ngiye gusuzuma ivi ryawe."	Knieseitenbandes Bewertung. Varusbelastung für seitliche Instabilität "Leg dich. Ich werde das Knie zu überprüfen." "Legen Sie eine Hand auf der medialen Oberschenkel während die andere Hand wird verwendet, um nach innen Druck auf die Wade an.

35

Kinyarwanda	Deutsch: Bewegungsapparat
"Ryama hasi; hina ivi ryawe."	Schubladentest in 20°-Knieflexion Der Patient liegt in Rückenlage entspannt mit einer Kniebeugung zwischen 20° und 30°. Der Untersucher umfasst mit einer Hand das Femur distal und mit der anderen Hand den Tibiakopf und führt so eine Translationsbewegung der Tibia gegen das Femur nach ventral durch. Man beurteilt im Seitenvergleich den so genannten „Weg", also das Ausmaß der Translation, und den so genannten „Anschlag", also den Endpunkt der Translation, nach dessen Qualität hart oder weich. Ein weicher Anschlag spricht immer für eine Kreuzbandinsuffizienz, eine weiter Weg ebenso.
"Ryama hasi. "	Dynamischer Subluxationstest; Under internal rotation and valgus stress the knee joint light is slowly brought from the extension into flexion and thus from the subluxated position back to the normal position, or vice versa.
"Ryama hasi; hina ivi ryawe."	Anterior Schublade für ACL-Verletzung. "Legen Sie sich und beugen Sie die Knie." Bis 90 Grad. Der Prüfer halten die proximale Tibia mit beiden Händen, sitzt auf den Fuß des Patienten und zieht die Tibia nach vorn, um Schlaffheit zu suchen.
"Ryama hasi; hina ivi ryawe."	Hintere Schublade Test für hintere Kreuzbandverletzung (PCL) Patient liegt auf dem Rücken der Hüfte gebeugt bei 45 Grad und Knie bei 90 Grad, Prüfer sitzt auf die Füße des Patienten greift das Schienbein mit beiden Händen und gilt Rückwärtsdruck. Schlaffheit ist ein Zeichen für eine Ruptur des hinteren Kreuzbandes. "Legen Sie sich auf den Rücken und beugen Sie die Knie."
"Haguruka. hina ivi ryawe urihindure nka gutya."	Thessalien Test: für Knie Meniskusverletzung "Steh auf. Beugen Sie die Knie und drehen Sie es so. "Der Patient sollte die Hand des Prüfers halten, auf einem Bein mit gebeugtem Knie bei 20 Grad. Te Patienten dann nach innen und außen dreht die Knie. Schmerzen oder Verriegelung ist ein positiver Test.
"Ryamira inda yawe (ubika inda). Ngiye gusunika ku mavi yawe; umbwire niba wumva ububabare."	Apley Test für Knie Meniskusverletzung "Legen Sie sich auf den Bauch." Bei Patienten anfällig das Knie beugen bis 90 Grad und nach unten drücken, während nach innen und außen Drehen des Fußes. Schmerzen zeigt ein positives Test.
1. Imyaka yawe ini iyihe? 2. Umfite ububabare hano?3 Umfite ubababare hano? 4. Hinira amavi yawe kure hashoboka. 5. Hagarara ku kaguru kawe k'iburyo gusa; nanone hagarara ku kaguru kawe k'imoso gusa. Ushobora kugenda (gutembera). Ugira ububabare iyo nkoze hano.	Die Ottawa Knee Regeln sind ein Satz von Regeln verwendet, um Ärzte zu bestimmen, ob eine Röntgen des Knies benötigt. Sie stellen fest, daß ein Röntgen nur bei Patienten, die einen akuten Knieverletzung mit einer oder mehreren der folgenden haben benötigt: Alter 55 Jahre oder älter Zärtlichkeit am Kopfende des Fibula Isoliert Zärtlichkeit Patella Unfähigkeit, auf 90 ° biegen Unfähigkeit, Gewicht sofort und in der Notaufnahme zu tragen (4 Stufen)

36

Kinyarwanda	Deutsch: Bewegungsapparat
Ushobora kugenda (gutembera). Ugira ububabare iyo nkoze hano.	Knöchelröntgen ist nur erforderlich, wenn es zu Schmerzen im Knöchelbereich und einem der folgenden:
	Knochen Zärtlichkeit entlang der distalen 6 cm der hinteren Kante der Tibia oder der Spitze der Innenknöchel , OR Knochen Zärtlichkeit entlang der distalen 6 cm von der hinteren Kante der Fibula oder der Spitze der Außenknöchel , OR Die Unfähigkeit, Gewicht sofort und in der Notaufnahme für vier Schritten zu tragen.
Ushobora kugenda (gutembera). Ugira ububabare iyo nkoze hano.	Zusätzlich sind die Ottawa Fuß Regeln anzugeben, ob ein Fuß X-ray-Serie erforderlich. Es besagt, dass angezeigt wird, wenn es zu Schmerzen im Mittelfußbereich und einem der folgenden:
	Knochen Empfindlichkeit an der Basis des fünften Mittelfußknochens (für Fuß-Verletzungen), OR Knochen Empfindlichkeit an der Kahn Bein (für Fuß-Verletzungen), OR Die Unfähigkeit, Gewicht sofort und in der Notaufnahme für vier Schritten zu tragen.
"Ryamira inda yawe (ubika inda). "	Wadenkompressionstest; Der Patient liegt zur Untersuchung in Bauchlage, wobei die Füße die Untersuchungsliege überragen. Durch eine manuell ausgeführte quere Kompression der Wadenmuskulatur kommt es zu einer passiven Plantarflexion des Fußes. Dieses Phänomen ist bei Aufhebung der Integrität des Muskel-Sehnen-Komplexes (z. B. Achillessehnenruptur) nicht mehr auslösbar.

Kategorie	Kinyarwanda	Deutsch: Beratung
Notaufnahme gekommen	Jya ku cyumba cyakirirwaho abarwayi mu buryo bwihuse niba umfite kimwe muri ibi bibazo? 1)Gukorora cyangwa kuruka amaraso 2)Kuvunika igufwa 3)Umfite uburwayi bukomeye bitunguranye 4)Ntacyo wumva iyo hari ukoze mu maso (isura), ku maguru cyangwa akaboko 5)Bahiye bikomeye 6)Wakomeretse umutwe 7)Kugira igikomere cyo mu bwana.	Gehen Sie in die Notaufnahme, wenn Sie: 1) Husten oder Erbrochenes, Blut, 2) brechen einen Knochen 3) plötzliche schwere Krankheit 4) Taubheitsgefühl in Gesicht, Armen oder Beinen 5) schwer verbrannt 6) verletzen Kopf 7) eine verletzte Kind.
Notaufnahme gekommen	Ugomba kujya ku cyumba cyakirirwaho abarwayi mu buryo bwihuse niba umfite: 1) Ububabare mu gatuza cyangwa ibibazo mu kuvuga, 2) Umuriro mwinshi hamwe n'ijosi ritanyeganyega no guhuzagurika mu mutwe, 3) guhumeka nabi, 4) mira uburozi, 5) Gutakaza ubwenge bitunguranye	Gehen Sie in die Notaufnahme, wenn Sie: 1) Schmerzen in der Brust oder Schwierigkeiten beim Sprechen 2) hohes Fieber mit steifen Nacken, Verwirrtheit oder Atemnot 3) schwerer Atemnot (nach Luft schnappen) 4) 5 Vergiftung) plötzliche Bewusstlosigkeit
Lungenödem	Ugomba kujya kunyura muri radiographie.	Ich muss Sie zu einer Röntgenuntersuchung schicken.
Lungenödem	"Ibaywe maze kubimenya."	Ich habe das Ergebnis von ihrer Auswurfprobe.
Lungenödem	Ufite... (Mufite...)	Sie haben
Lungenödem	igituntu	Tuberkulose
Lungenödem	umusonga	Pneumonie
Lungenödem	"Ibihaha byawe birarwaye...	Ihre Lungen sind...
Lungenödem	harawaye kimwe, ikindi ni kizima."	Eine Lunge ist angegriffen worden. Die andere ist gesund.
Lungenödem	Ugomba kurekera aho kunywa/gumfata itabi	Sie dürfen nicht mehr rauchen.
Lungenödem	Irinde kunywa itabi cyangwa kub a iruhande rw'abanywa itabi	Rauchen oder etwa Menschen, die rauchen vermeiden.
kardiovaskulär	Ntukajye unywa ibiyobyabwenge ku rwego rwo hejuru.	Beschränken Sie alkoholische Getränke.
kardiovaskulär	Ntuzabyibuhe cyane.	Lassen Sie sich nicht zu dick.
kardiovaskulär	Ibimenyetso byindwara zumutima nibi:	Anzeichen für einen Herzinfarkt sind:
kardiovaskulär	Ububabare hagati mugituza bimara hejuru yiminota mike cyangw abikagenda bikongera bukagaruka	Schmerzen in der Mitte der Brust, die mehr als ein paar Minuten dauert oder dass geht weg und kommt zurück
kardiovaskulär	Ububabare mukuboko kumwe cyangwa yose, mumugongo,kwijosi cyangwa mugifu	Schmerzen in einem oder beiden Armen, Rücken, Hals, Kiefer oder Magen.
kardiovaskulär	Guhumeka nabi(gake) ubabara cyangwa utababara mugituza	Kurzatmigkeit mit oder ohne Schmerzen in der Brust.
kardiovaskulär	kubira icyuya, iseseme, isereri	Ausbrechen aus der kalte Schweiß, Übelkeit oder Ohnmacht.
neurologische	Ibimenyetso byuko ubwonko budakora neza nibi:	Anzeichen für einen Schlaganfall sind:

38

Kategorie	Kinyarwanda	Deutsch: Beratung
neurologische	Kugukora kwisura,kukuboko,kukuguru,cyane cyane kuruhande rumwe rwumuburi ntiwumve cyangwa ugacika intege.	Plötzliche Taubheit oder Schwäche im Gesicht, Arm oder Bein, besonders auf einer Seite des Körpers.
neurologische	Kutumva cyangwa ntuvuge neza.	Schwierigkeiten beim Sprechen oder Verstehen
neurologische	Kutabona nijisho rimwe cyangwa yose.	Probleme beim Sehen mit einem oder beiden Augen.
neurologische	Kutagenda neza,isereri,cyangwa.	Schwierigkeiten beim Gehen, Schwindel oder Verlust des Gleichgewichts oder der Koordination.
neurologische	Umutwe ukabije utazwi icyawuteye.	Plötzliche starke Kopfschmerzen ohne bekannte Ursache.
Infektionskrank heiten	Urwaye marariya.	Sie sind an Malaria erkrankt.
Infektionskrank heiten	Urwaye ibigatura.	Sie haben Typhus.
Infektionskrank heiten	Urwaye inzoka.	Sie haben Eingeweidewürmer.
Infektionskrank heiten	"Indwara yawe iravurwa."	Ihre Krankheit kann geheilt werden.
Infektionskrank heiten	Bizagutwara igihe kugirango ukire.	Es wird Zeit für Sie, um zu heilen.
Infektionskrank heiten	Agakoko gakwirakwizwa n'amaraso n'ububobere bwo mu gitsina	HIV kann durch Blut, Sperma, Vaginalsekret und übertragen werden.
Infektionskrank heiten	HIV ntabwo yakwirakwizwa no kwegerana numuntu,gusuhuzanya nintoki,gukorora,kwitsamura,gutanga amaraso,kwicara kumusarane,kutizanya amashuka, ikanya, ibiyiko,imishyo,cyangwa amasane,imibu cyangwa utundi dusimba.	HIV kann nicht durch übertragen werden: 1) beiläufigen Kontakt 2) Händeschütteln 3) Umarmungen, Küssen 4) Husten, Niesen 5) Blutspenden 6) sitzt auf WC- Sitze 7) Austausch Bettwäsche 8) Sharing Gabeln, Löffel, Messer, Teller Schüsseln oder Gläser 9) Moskito oder andere Insektenstiche
Gastroenterologie	Ugomba gukorwa ibizamini himfashishijwe gastroscopy	Sie brauchen eine Magenspiegelung.
Gastroenterologie	"Habi igisebe mu gifu."	Es gibt ein Magengeschwür in ihrem Magen.
Gastroenterologie	"Ugomba gusiba rwose inzoga."	Sie müssen ganz aufhören zu trinken.
Gastroenterologie	Umfite icyibyimba mu gifu cyawe.	Sie haben einen Tumor im Bauch.
Gastroenterologie	Ngomba gushyira ikinini (umuti) gitoya mu nnyo yawe.	Ich brauche, um ein Zäpfchen in Ihrem Rektum gelegt.
Gastroenterologie	Ibimenyetso byumwijima wo mubwoko bwa B nibi:gucika intege,kudashaka kurya,isesemi no kuruka, guhitwa no kunya impatwe,inkari zijimye, umuriro,umutwe,kuribwa kuruhu,kubara mungingo namabara.	Die Symptome einer Hepatitis B sind: 1) Schwäche und Müdigkeit 2) Appetitlosigkeit 3) Übelkeit oder Erbrechen 4) Durchfall oder Verstopfung 5) dunkler Urin 6) Fieber 7) Kopfschmerzen 8) juckende Haut 9) Gelenkschmerzen und Hautausschläge.

Kategorie	Kinyarwanda	Deutsch: Beratung
Sprechstunde	"Ugomba kwibagisha ubu nyine."	Wir müssen Sie Heute operieren.
Sprechstunde	"Uheruka kurya no kunywa ryari?"	Wann haben Sie zuletzt gegessen?
Sprechstunde	Waba wariye mu masaha atandatu ya nyuma?	Haben Sie in den letzten sechs Stunden nichts gegessen?
Sprechstunde	Ntugire ibyo urya cyangwa unywa kugeza nyuma yaho uvira mu ibagiro (aho babagira kwa muganga).	Nicht essen und trinken, bis nach der Operation.
Sprechstunde	"Uzidodesha uru ruguma."	Ich muss Sie nähen.
Sprechstunde	Ukeye igipfuko ku kaguru kawe mu gumfasha imvune gukira	Wir müssen einen Gipsverband machen für Ihren Bein.
Sprechstunde	Umfite igikomere gikabije	Sie sind schwer verletzt.
Sprechstunde	Ibagwa ryawe ryagenze neza	Die Operation verlief sehr gut.
Sprechstunde	Ukeneye kuguma mu buriri	Sie müssen im Bett bleiben.
Sprechstunde	Ukeneye gusigara mu bitaro mu iminsi mike.	Sie müssen im Krankenhaus bleiben.
Sprechstunde	Shaka guhindura igipfuko	Ich muss Ihre Dressing ändern.
Apotheke	Ndaguha umuti.	Ich gebe Ihnen Medikamente.
Apotheke	Ufate uyu muti mu uribwa.	Dieses Medikament ist für Schmerzen.
Apotheke	Uyu muti ni uwo kurwanya ubwo burwayi.	Dieses Medikament ist für die Infektion.
Apotheke	Ntumfate (ntunywe) ibinyobwa bimfite imisemburo mu gihe umfata iyi miti. (Inzoga-Oya!)	Trinken Sie keinen Alkohol, während zu diesem Arzneimittel.
Apotheke	"Uzanywa uyu muti (rimwe,kabiri, gatatu, kane) mu munsi."	Nehmen Sie dieses Medikament zweimal (einmal, dreimal, viermal) am Tag.
Apotheke	Unywe uyu muti kugeza ushizemo.	Nehmen Sie das Medikament, bis die Flasche leer ist.
Apotheke	"Nti muhagarike iyi miti!"	Hören Sie nicht auf, dieses Medikament zu nehmen!
Apotheke	Fata uyu muti mu gihe uwukeneye gusa.	Nehmen Sie dieses Medikament, nur wenn Sie wollen.
Apotheke	Fata uyu muti kabiri kumunsi igihe ubikeneye gusa	Nehmen Sie dieses Medikament zweimal täglich nur, wenn man es braucht.
Apotheke	"Murafata or muranywa uyu muti mbere yo kurya."	Nehmen Sie dieses Medikament vor dem Essen.
Apotheke	"Muranywa uyu muti mugihe cyo kuryo." (muri kurya)	Nehmen Sie dieses Medikament mit dem Essen.
Apotheke	Fata uyu muti mu gihe utarya.	Nehmen Sie das Medikament auf leeren Magen.
Apotheke	"Muranywa uyu muti nyuma yo kurya."	Nehmen Sie dieses Medikament nach den Mahlzeiten.
Apotheke	Ufate uyu muti mu gitondo.	Nehmen Sie das Medikament am Morgen.
Apotheke	Fata uyu muti 1) buri gitondo 2) buri joro.	Nehmen Sie das Medikament a) jeden Morgen b) jede Nacht.
Apotheke	Ufate uyu muti mu ijoro.	Nehmen Sie das Medikament in der Nacht.
Apotheke	Fata uyu muti mu a) cyumweru kimwe, 1) munsi umwe, 2) minsi ibiri, 3) minsi itatu	Nehmen Sie das Medikament für eine) eine Woche, b) für einen (1), zwei (2), drei (3) Tage.

40

Kategorie	Kinyarwanda	Deutsch: Beratung
Apotheke	Ufate uyu muti mugihe uribwa.	Nehmen Sie dieses Medikament bei Schmerzen.
Apotheke	Iyi miti ishobora guhindura ibara ry'inkari zawe.	Dieses Medikament kann die Farbe Ihres Urins zu ändern.
Apotheke	Ntumfate/ ntukoreshe uyu muti n'amata	Nehmen Sie das nicht mit Milchprodukten.
Apotheke	Shyira ibitonyanga (by'umuti) mu gutwi kwawe kurwaye.	Platz fällt in Ihre schlechte Ohr.
Apotheke	Mfungura kino ubundi ukinjize mu mukibuno.	Packen Sie und legen Sie ein Zäpfchen in den Enddarm.
Apotheke	Kandira uyu (umuti) mu zuru ryawe.	Sprühen Sie diese in die Nase.
Apotheke	Humeka uyu muti mu kanwa.	Atmen Sie durch den Mund (so).
Apotheke	Shyira iki kinini mu gitsina.	Legen Sie die Zäpfchen in die Scheide.
Apotheke	Shyira agatonyanga kamwe mu jisho rirwaye.	Platz fällt in diesem Auge.
Apotheke	Fate iyintungamubiri ikungahaye muri feri.	Nehmen Sie dieses zusätzliches Eisen.
Apotheke	Kurya ibiribwa bifite intungamubiri ya feri.	Essen Sie diese Lebensmittel mit Eisen.
Apotheke	Ufate iyintungamubiri ya Iyode	Nehmen Sie das zusätzliche Jod.
Gynäkologisch - geburtshilflich e	Nezerwa, uratwite!	Herzlichen Glückwunsch! Sie sind schwanger.
Gynäkologisch - geburtshilflich e	Umwana azavuka kuri iyi tariki...	Der Geburtstermin wird voraussichtlich am...sein.
Gynäkologisch - geburtshilflich e	Mfata imvange ya vitamini cyangwa vitamini na 400 micrograms of folic acid (y'ingirakamaro mu gukura tw'inyangingo no mumyororokere) buri munsi	Nehmen Sie ein Multivitamin-Präparat oder ein Vitamin mit 400 Mikrogramm Folsäure.
Gynäkologisch - geburtshilflich e	Mugihe cyumubyeyi asura umuforomo,umubyaza cyangwa umuganga akora:	Während der pränatalen besuchen Sie die Krankenschwester, Hebamme oder Arzt wird:
Gynäkologisch - geburtshilflich e	Bamusuzuma inyuma hose harimo na.	Führen Sie eine vollständige körperliche Untersuchung, einschließlich einer Unterleib untersuchen und Pap-Abstrich.
Gynäkologisch - geburtshilflich e	Fata amaraso n"inkari.	Nehmen Blut und Urin.
Gynäkologisch- geburtshilfliche	umuvuduko w'amaraso, igihagararo, ibiro	Überprüfen Sie den Blutdruck, Körpergröße und Gewicht.
Gynäkologisch- geburtshilfliche	Kubara amatariki mu gihe umwana azavukira	Berechnen Sie das Fälligkeitsdatum ein Datum in der Nähe der das Baby geboren wird.
Gynäkologisch- geburtshilfliche	Kureba ikigero umutima w'umwana uriho.	Überprüfen Sie die Herzfrequenz des Babys.

41

Kategorie	Kinyarwanda	Deutsch: Beratung
Gynäkologisch-geburtshilfliche	Niba ubonye/uzanye amaraso mu gitsina mu gihe utwite, hita ujya ku bitaro ako kanya.	Anzeichen von Schwierigkeiten während der Schwangerschaft: Wenn Sie Blutungen sind hellrotes Blut oder Blut durch Ihre Unterwäsche Einweichen, sofort ins Krankenhaus zu gehen.
Gynäkologisch-geburtshilfliche	Kubyumweru 16 byo gutwita umwana wawe agomba kugenda inshuro 10 mumasaha 2 buri munsi.niba umwana wawe atagenda munda mwisaha 1 kugeza kuri 2 wareba muganga.	Im Alter von 16 Wochen der Schwangerschaft, sollten Sie Ihr Baby 10 Mal innerhalb von zwei Stunden jeden Tag zu bewegen. Wenn Ihr Baby bewegt sich nicht so viel nach 1-2 Stunden, den Arzt aufsuchen.
Gynäkologisch-geburtshilfliche	Hamagara muganga niba: 1) hari iyegerana hagati ya 30-70 cyangwa 2) ufite ubababare mu mugongo budashira 3) Amazi yawe arameneka. 4) Andika rero itariki bibereyeho . Ubona amaraso afashe cyane.	Im Alter von 16 Wochen der Schwangerschaft, sollten Sie Ihr Baby 10 Mal innerhalb von zwei Stunden jeden Tag zu bewegen. Wenn Ihr Baby bewegt sich nicht so viel nach 1-2 Stunden, den Arzt aufsuchen....
Gynäkologisch-geburtshilfliche	Umuformomakazi ahageze mukanya.	Die Krankenschwester kommt gleich.
Gynäkologisch-geburtshilfliche	Umugore w'uburyo arafasha n'ivuka.	Sie wird mit dem Geburt helfen.
Gynäkologisch-geburtshilfliche	Uzakenera kubagwa kugirango umwana aboneke.	Sie benötigen einen Kaiserschnitt.
Gynäkologisch-geburtshilfliche	Umfite umuhungu! (Wabyaye umuhungu!)Umfite umukobwa! (Wabyaye umukobwa!)	Sie hatte ein Junge. Sie hatte ein Mädchen.
Gynäkologisch-geburtshilfliche	Umfite imanga (wabyaye impanga)	Sie haben Zwillinge.
Gynäkologisch-geburtshilfliche	Umwana ameze neza ;amfite ubuzima bwiza. (Abana bameze neza; bamfite ubuzima bwiza.)	Das Baby ist gesund. (Die Babys sind gesund)
Neonatale	Umwana wawe ararwaye.	Das Baby ist krank.
Neonatale	Turashaka gufasha umwana wawe.	Wir brauchen, um Ihr Baby zu helfen.
Neonatale	Ushobora gusigarana n'umwana wawe.	Sie können mit dem Baby zu bleiben.
Neonatale	Turashaka gushyushya umwana.	Wir müssen das Baby wärmen.
Neonatale	Turashaka gushyira umwana mu cyuma cyabugenewe (kuvurisha urumuri) ngo ashyuhe.	Wir müssen das Kind mit speziellen Licht setzen (wärmendes Licht oder Neugeborenen-Gelbsucht zu behandeln).
Neonatale	Turashaka guhungiza umwana.	Wir müssen das Kind Sauerstoff geben.
Empfängnisverhütung	Uburyo bwo kuboneza urubyaro burimo:	Geburtenkontrolle Optionen gehören:
Empfängnisverhütung	Agakingirizo: Agakingirizo kambikwa imboro mbere y'imibonano. Agakingirizo nibwo buryo bwonyine bwo kuboneza urubyaro bunarinda indwara zandurira mu mibonano muzabitsina nka virusi itera SIDA. Hari udukingirizo twagenewe abagabo n'utwagenewe abagore.	Kondome: Kondome sind über den Penis vor dem Geschlechtsverkehr gelegt. Kondome sind die einzige Art von Geburtenkontrolle, die auch Schutz vor sexuell übertragbaren Krankheiten wie HIV / AIDS. Es gibt Kondome für Männer und Frauen.

Kategorie	Kinyarwanda	Deutsch: Beratung
Empfängnisverhütung	Uburyo bw'ibinini: Ibi binini byo kuboneza urubyaro ni iby'abagore barabimira binyuze mu munwa. Bikoreshwa/bimfatwa buri munsi.	Orale Kontrazeptiva: Die Antibabypille ist für Frauen, die von Mund zu schlucken. Es wird täglich eingenommen.
Empfängnisverhütung	Urushinge rwo kuboneza urubyaro: Ni uburyo bwo kuboneza urubyaro batera umugore urushinge buri mezi atatu.	Depo-Vera-Injektion: Das Geburtenkontrolle ist wie ein Schuss auf die Frau alle 3 Monate injiziert.
Empfängnisverhütung	Impeta yo mu nkondo y'umura: Ubu buryo bwo kuboneza urubyaro ni ishusho y'impeta binjiza mu gituba. Imaramo ibyumweru bitatu bakayikuramo mugihe umugore ari mu mihango. Nyuma ya buri gihe cy'uburumbuke hashyirwamo indi mpeta.	Nuvaring: dieser Empfängnisverhütung ist in der Form eines Rings und wird in die Vagina eingeführt. Es wird drei Wochen lang getragen und herausgenommen, während die Frau Menstruation. Nach jedem Zyklus ein neuer Ring verwendet.
Empfängnisverhütung	Agapira/ kwambara agapira: Uburyo bwo kuboneza urubyaro ni agakoresho gakoze nka T gasyirwa mu y'umugore bikozwe na muganga we.	Intrauterinpessar (IUP): Diese Geburtenkontrolle ist eine T-förmige Gerät innerhalb Gebärmutter der Frau von ihrem Arzt platziert.
Empfängnisverhütung	Agakingirizo k'abagore: Ubu buryo bwo kuboneza urubyaro buri mu ishusho y'igikombe kakagshyirwa mu gituba mbere y'imibonano mpuzabitsina.	Membran (Portiokappe): Diese Geburtenkontrolle ist in der Form einer Tasse und vor dem Geschlechtsverkehr in die Scheide platziert.
Empfängnisverhütung	Gumfunga burundu: Ubu buryo bwo kuboneza urubyaro ni ukubagwa gukorerwa ku bagore. Ni uburyo bwa burundu bwo kuboneza urubyaro ku bagore biyemeje kutazongera kubyara.	Eileiterunterbindung: Das Geburtenkontrolle ist eine Operation auf Frauen getan. Es ist eine dauerhafte Methode der Empfängnisverhütung für Frauen, die nie entscheiden, wieder Kinder zu haben.
Labor	"Ndashaka urugero 1) w'inkari 2) n'umusarani 3) urugero w'amaraso 4) n'urw'igikororwa."	Ich brauche einen ... 1) Urinprobe 2) Stuhlprobe 3) Blutprobe 4) Sputumprobe.
Labor	Ndashaka gufata ikiamini cyamaraso.	"Ich brauche, um eine Blutprobe zu nehmen."
Labor	"Mushobora kumpa inkari muri aka gakombe."	"Bitte geben Sie mir eine Urinprobe in dieser Tasse."
Labor	" Mushiobora kumpa umusarane muri kano gakoresho."	"Bitte geben Sie mir eine Stuhlprobe in diesem Container."
Labor	" Mushobora kumpa igikororwa muri iki gikombe."	"Bitte geben Sie mir eine Sputumprobe in dieser Tasse."
Pflegeverfahren	Ndashaka gushyira.	"Ich muss dieses Rohr in die Nase setzen."
Pflegeverfahren	Ndibujye mugifu cyawe.	"Es wird in den Magen gehen."
Pflegeverfahren	"Kino gitembo kiravana ibintu mu gifu cyawe"	"Dieses Rohr wird Ihren Magen zu entleeren."

43

Kategorie	Kinyarwanda	Deutsch: Beratung
Pflegeverfahren	" Ugomba kumira kugirango umfashe agatembo kumanuka/kugena."	"Man muss schlucken, damit die Röhre in zu gehen."
Pflegeverfahren	Ngomba gushyira uruhombo mu gatuza kawe.	"Ich brauche, um ein Rohr in die Brust setzen."
Pflegeverfahren	Uru ruhombo ruzayobora umwuka n'ibitemba hanze y'igituza cyawe.	"Dieser Schlauch wird die Luft und Flüssigkeit aus der Brust abtropfen lassen."
Pflegeverfahren	"Ndabanza serumu."	"Ich muss eine IV zu starten."
Pflegeverfahren	Turashaka kuguha amazi yo mumutsi.	"Wir müssen Sie Flüssigkeit zu geben."
Pflegeverfahren	Ngomba kuguha amaraso kuko umfite igabanuka ry'amaraso mu mubiri (irangwa cyane no kugwa agacuho no guhinduka kw'ibara ry'umubiri (uruhu) mu buryo budasanzwe).	"Wir brauchen Sie eine Bluttransfusion zu geben."
Pflegeverfahren	Nkeneye gushyira umuyobora (uruhombo) k'uruhago rwawe kugirango nyobore inkari.	Ich brauche, um ein Rohr in die Blase gelegt, um den Urin zu entleeren.
Pflegeverfahren	Ndashaka kugutera urushinge 1) mu kaboko, 2) mu kaguru	Ich muss Ihnen ein Schuss 1) in den Arm, 2) im Bein
Orthopädische	"Ngomba kugutera uyashinge 1) ku makobo 2) kukaguru"	Sie müssen ein X-Ray des Knochens zu erhalten.
Orthopädische	Ufite maguru rye ryavunitse	Sie haben ein gebrochenes Bein.
Orthopädische	Ufite akagombambari rye ryavunitse	Sie haben einen gebrochenen Knöchel.
Orthopädische	Ufite ububoko rye ryavunitse	Sie haben Ihren Arm gebrochen.
Orthopädische	Ufite ubujana rye ryavunitse	Sie haben ein gebrochenes Handgelenk.
Orthopädische	Umfite ikamuka (ihonyoka) rya...	Sie haben Sehnenscheidenen tzündung.
Orthopädische	Ufite amazi mungingo zawe.	Sie haben einen Erguß im Gelenk.
Orthopädische	Urashyirwaho sima.	"Sie brauchen einen Gipsverband."
Orthopädische	Ngomba gushyira ikintu gishashe cyangwa kiringaniye (igitambaro cyangwa ikindi cyabugenewe) (kugirango amagufwa agume ahantu hamwe) ku kaboko/ ku kuguru kwawe.	Wir müssen einen Gipsverband machen für Ihr Arm/Ihren Bein.
Orthopädische	Ntukureho ipamba cyangwa ngo urijabike (kurikonjesha).	Nicht entfernen oder zu der Gipsverband nass.
Orthopädische	Ushobora gukuramo uwo mwambaro (igikoresho cyabugenewe mu gumfata amagufwa; mu gihe avurwa) kugira ngo ukarabe ariko ugisubizeho urangije.	Sie können die Schiene abzunehmen, um zu baden, aber es muss wieder anziehen danach werden.
Orthopädische	Ngomba kukubaga kugirango shyire icyuma kirambuye kandi kigoronzoye mu gusana (kunga) amagufwa.	Wir müssen die Operation zu tun, um eine Metallplatte mit Schrauben platzieren, damit der Knochen zu heilen.
Psychologie	Birashoboka kuba wancitse intege/ ubabaye iyo umfite bino bimenyetso: 1) Guhora ubabaye, 2) kurira cyane, 3) kumva udakeneye kuva iwawe, 4) kuba udamfite imbaraga, 5) Gusinzira cyane cyangwa kugira ibibazo mu gusinzira.	Sie können depressiv werden, wenn Sie die folgenden Symptome haben: 1) traurig die ganze Zeit 2) schreien viel 3) nie ausgehen wollen 4) haben keine Energie 5) schlafen viel oder Schlafschwierigkeiten

44

Kategorie	Kinyarwanda	Deutsch: Beratung
Psychologie	Ntabwo ari byiza/ bizima kwiyumvamo umubabaro/agahinda igihe cyose.	Es ist nicht gesund, traurig zu sein die ganze Zeit.
Psychologie	Ugomba kuvugana n'umusosiyali, cyangwa na muganga w'indwara zo mu mutwe	Sie könnten zu einem Sozialarbeiter zu sprechen; Psychologe.
Psychologie	Umuntu akenera ubumfasha bw'ukurikirana ubuzima bwo mu mutwe cyangwa cyangwa muganga w'indwara zo mu mutwe iyo: 1) Adashobora guhagarika guheranwa n'agahinda, 2) ahorana ubwoba bw'abandi igihe cyose, 3) iyo ahindura imyimfatire mu buryo budasanzwe, 4) iyo ahubuka, 5) atangiye gukeka ibintu bitabaho.	Eine Person kann Hilfe benötigen, die eine mentale Gesundheit der Arbeitnehmer oder Psychiater, wenn sie: 1) kann nicht aufhören, die ganze Zeit traurig 2) fürchten andere die ganze Zeit 3) Verhaltensänderung in einer ungewöhnlichen Weise 4) werden violett 5) beginnen, vorstellen, Dinge, die nicht real sind.
Pädiatrie	Umwana wawe ameze neza.	Ihr Kind sieht gesund aus.
Pädiatrie	Umwana wawe araza kurwara bidasubirwaho (nta gushidikanya) mu kanya.	Ihr Kind wird krank für eine ganze Weile sein.
Pädiatrie	Uhereze umwana wawe ibyo kurya bikeya kenshi mu masaha.	Geben Sie dem Kind kleine Mengen von Lebensmitteln alle paar Stunden.
Pädiatrie	Uhereze umwana wawe ibi byo kunywa kenshi mu masaha.	Geben Sie Ihrem Kind dies alle paar Stunden zu trinken.
Pädiatrie	Ni byiza kureka umwana wawe agasinzira.	Es ist in Ordnung, um Ihr Kind schlafen zu lassen.
Pädiatrie	Ejo uzagarure umwana ku ivuriro (mu cyumweru, mu kwezi).	Bringen Sie Ihr Kind wieder in die Klinik morgen. (Eine Woche, einen Monat)
Zahnärztlicher	Umwana ufite amenyo yashiririye aba azagira ikibazo cyamenyo nyuma mubuzima bwe.	Kinder mit Karies haben mit Zahnproblemen im späteren Leben.
Zahnärztlicher	Gusukura/koza amenyo y'umwana wawe n'uburoso bw'amenyo.	Ihr Kind die Zähne zu putzen, das leicht mit einer Zahnbürste.
Zahnärztlicher	Oza inyuma,hejuru, nimbere yiryinyo. Ntiwibagirwe koza iryinyo ryinyuma. Kandi woze nishinya.	Bürsten Sie die Ober- und Rückseite der Frontzähne. Vergessen Sie nicht, die Rückseite Zähne zu putzen. Putzen Sie das Zahnfleisch als auch.
Prognose	Uko uri ntabwo bikanganye.	Was Sie haben, ist nicht ernst.
Prognose	Uraza kuba neza (kumererwa neza).	Sie werden bald besser sein.
Prognose	Wigira impungenge, uko umeze bishobora gukira.	Keine Sorge, Sie können Ihren Zustand geheilt werden.
Prognose	Umerewe nabi.	Ihr Zustand ist ernst.
medizinische Überwachung	Muzagaruke niba mumfite ibindi bibazo/ byisumbuyeho.	Bitte kommen Sie zurück, wenn Sie mehr Probleme haben.
medizinische Überwachung	Muzagaruke mu cyumweru kimwe.	Bitte senden Sie in einer Woche.

Kinyarwanda	Deutsch: Datum, Uhrzeit, Zahlen
Mutarama	Januar
Gashyantare	Februar
Weruwe	März
Mata	April
Gicurazi	Mai
Kamena	Juni
Nyakanga	Juli
Kanama	August
Nzeli	September
Ukwakira	Oktober
Ugushyingo	November
Ukuboza	Dezember
ku cyumweru	Sonntag
kuwa mbere	Montag
kuwa kabili	Dienstag
kuwa gatatu	Mittwoch
kuwa kane	Donnerstag
kuwa gatanu	Freitag
kuwa gatandatu	Samstag
zeru	0 (Null)
rimwe	1 ein
kabiri	2 zwei
gatatu	3 drei
kane	4 vier
gatanu	5 fünf
gatandatu	6 sechs
karindwi	7 sieben
umunane	8 acht
icyenda	9 neun
icumi	10 zehn
cumi na rimwe	11 elf
cumi na kabiri	12 zwölf
cumi na gatatu	13 dreizehn
cumi na kane	14 vierzehn
cumi na gatanu	15 fünfzehn
cumi na gatandatu	16 sechzehn
cumi na karindwi	17 siebzehn
cumi n'umunane	18 achtzehn
cumi n'icyenda	19 neunzehn
makumyabiri	20 zwanzig
makumyabiri na rimwe	21 einundzwanzig
mirongo itatu	30 von dreißig
mirongo itatu na rimwe	31 einunddreißig
mirongo ine	40 vierzig
mirongo itanu	50 fünfzig
mirongo itandatu	60 sechzig
mirongo irindwi	70 siebzig

46

Kinyarwanda	Deutsch: Datum, Uhrzeit, Zahlen
mirongo irindwi na rimwe	71 einundsiebzig
mirongo irindwi na kabiri	72 zweiundsiebzig
mirongo irindwi na gatatu	73 dreiundsiebzig
mirongo irindwi na kane	74 vierundsiebzig
mirongo irindwi na gatanu	75 fünfundsiebzig
mirongo irindwi na gatandatu	76 sechsundsiebzig
mirongo irindwi na karindwi	77 siebenundsiebzig
mirongo irindwi n'umunane	78 achtundsiebzig
mirongo irindwi n'icyenda	79 neunundsiebzig
mirongo inani	80 achtzig
mirongo inani na rimwe	81 einundachtzig
mirongo inani na kabiri	82 zweiundachtzig
mirongo icyenda	90 neunzig
mirongo icyenda na rimwe	91 einundneunzig
mirongo icyenda na kabiri	92 zweiundneunzig
ijana	100 hundert
magana abili	200 zweihundert
magana atatu	300 dreihundert
magana ane	400 vierhundert
magana atanu	500 fünfhundert
magana atandatu	600 sechshundert
magana alindwi	700 siebenhundert
magana inani	800 achthundert
magana cyenda	900 neunhundert
igihumbi	1.000 Tausend
igihumbi na magana atanu	1500 einstausendfünfhundert
ibihumbi bibiri	2000 zweitausend
ibihumbi bibiri na magana atanu	2500 zweitausendfünfhundert
imihumbi bitanu	5000 fünftausend
Inama iraba ryari?	Wann ist das Treffen?
Ni ryari ni saha ki?	Zu welchem Zeitpunkt?
Sambiri z'umugoroba.	Am 08.00 (heute Abend)
Sasita.	Um die Mittagszeit.
Satatu za mugitondo.	Es ist 09.00 Uhr
Samunani z'ijoro.	Es ist 02.30 Uhr
none	heute
ejo hazaza	morgen
ejo hashize	gestern
vuba	bald
nonaha	jetzt sofort
nonaha	jetzt
igitondo	Morgen
ni munsi	Nachmittag
umugoroba	Abend
ijoro	Nacht
icyumweru gishize	letzte woche

47

Kinyarwanda	Deutsch: Datum, Uhrzeit, Zahlen
iki cyumweru	diese woche
icyumweru gitaha	nächste woche
umwaka ushize	letztes jahr
uyu mwaka	dieses jahr
umwaka utaha	im nächsten Jahr
icumweru	einem Woche
ibyumweru bibiri	zwei Wochen
ukwezi	einem Monat
amezi abiri	zwei Monate
amezi atatu	Vierteljahr
amezi ane	vier Monate
amezi atanu	fünf Monate

Kinyarwanda	Deutsch: Körperteile
igikumwe	Daumen
mukubitarukoko	Zeigefinger
musumbazose	Mittelfinger
marere	Ringfinger
agahera	Kleiner Finger
inda	Abdomen
igitsi	Achillessehne
ingoto	Adamsapfel
akagombambari	Knöchel
innyo	Anus
ukuboko (amaboko)	Arm (Arme)
ukwaha	Achselhöhle
umugongo	Rücken
ino rinini	Großzehe
uruhago	Blase
ibere	Brust (Brust)
itako	Gesäß
imfundiko	Wade
itama	Wange
igituza	Brust
akananwa	Kinn
umuseke w'ukuboko	Schlüsselbein
rugongo	Klitoris
igitabazi	Doppelpunkt
ugutwi (amatwi)	Ohr (Ohr)
ingoma y'ugutwi	Ohrläppchen
inkokora	Ellbogen
umuhogo	Speiseröhre
ijisho (amaso)	Auge (Augen)
igisikc (ibisike)	Augenbraue (Augenbrauen)
urugohe (ingohe)	Augenwimper (Augenwimper)
ikigohe	Augenlid (Augenlider)
isura	Gesicht
imiyoborantanga	Eileiter
ikibero	Oberschenkel
urutoki (intoki)	Finger (Finger)
urwara (inzwara)	Fingernagel
ikirenge (ibirenge)	Fuß (Fuß)
uruhanga	Stirn
agasaho	Gallenblase
igitsina	Genitalien
umusatsi	Haar
ikiganza (ibiganza)	Hand (Hände)
umutwe	Kopf
umutima	Herz
agatsinsino	Ferse
intantu	Hüften

49

Kinyarwanda	Deutsch: Körperteile
umuseke w'urwano ikizigira	Oberarmknochen
amaranda	Darm, klein
umusaya; ijigo	Kiefer
impyiko	Nieren (Nieren)
ivi (amavi)	Knie (Knie)
ingasire	Kniescheibe
mu ngingo (ingingo y'urutoki)	Knöchel (Knöchel)
ukuguru (amaguru)	Bein (Beine)
umunwa	Lippen
umwijima	Leber
ukuboko	Unterarm
umugongo	unterer Rücken
ukuguru	Unterschenkel
igihaha	Lunge
uduturugunyu	Lymphknoten
ijigo	Unterkiefer
akanwa	Mund
ijosi	Hals (anterior)
imoko	Nippel
izuru	Nase
utwenge twamazuru	Nasenloch
igi (intanga ngore)	Eierstock
urushyi	Handfläche
ifuha	Bauchspeicheldrüse
ingasire y'ivi	Patella
imisumbi	Becken
imboro	Penis
akanyamasohoro	Prostata
imboni	Schüler
umwoyo	Rektum
urubavu (imbavu)	Rippe (Rippen)
urumeramusatsi	Kopfhaut
urushyi rw'ukuboko	Schulterblatt
umufuka w'amabya/	Hodensack / Hoden
umurundi	Schienbein
urutugu (intugu)	Schulter (Schulter)
igihanga	Schädel
urwagashya	Milz
igifu	Magen
ikibero	Schenkel
umuhogo	Rachen
igikumwe	Daumen
ino (amano)	Zehe (Zehen)
urwara rw'ino	Zehennagel
ururimi	Zunge
amaraka	Mandeln
iryinyo (amenyo)	Zahn (Zähne)

50

Kinyarwanda	Deutsch: Körperteile
urureri; umukungwa	Nabelschnur
umukondo	Nabel
ikizigira	Oberarm
umuyobora/umuyoboro w'inkari (inyariro)	Harnleiter / Harnröhre
uruhago	Harnblasen
umura; nyababyeyi	Gebärmutter
igituba	Scheide
ubujana	Handgelenk

51

Kinyarwanda	Deutsch
-bisi	feucht
-kazi	weiblich
-nzinya	winzig
-re-re	tief
-to	jung
-zima (muzima) {Ni muzima.}	gesund
ababoko	Muskelkraft
Ababyeyi	Entbindungsstation
abucece	unartikuliert
abucece	still
agacanzara	Nagelknipser
agaheha	Pipette
agaheha nkuruzi	Magensonde
agahihiro; umubabaro; agahinda	Trauer
agahinda	Sorge
agakeka	Risse in die Haut
agakingirizo; ikapote	Kondom
agakwega; tetanosi	Wundstarrkrampf
agapira; inkongoza	Intrauterinspiral
agasaho	Gallenblase
agashangara (c'ikivukano)	angeborene Syphilis
agasimba	Wanze
agasoko kabyara amata	Brustdrüse
agasoro	Blutzellen
agasoro	Zelle
agatama	Alkoholabhängigkeit
agatembadurwe	Gallenwege
agatereranzamba	Krise
agatsi	Kapillare
agatsinsino	Calcaneus; Kalkaneus
agatsinsino	Absatz; Ferse
agatwe k'inyuma	okzipital
ahagana	herum
ahagerwa n'isasu ry'imbunda isasu	Schußwunde
aho bafatira amaraso	Labor
aho banyara	Urinflasche
akaboko	Unterarm
akabondo	Ventrikel
akabuye kko mu mpyiko	Gallenstein
akageni	Gewohnheit; Angewohnheit
akageso	Manie; Tobsucht
akagombambari	Knöchel
akamakama	Steppergang
akameme	Epigastrium
akameza ko mucyumba cy'uburiri	Nachttisch
akamironko	Epiglottis; Kehldeckel

52

Kinyarwanda	Deutsch
akananwa, akarevuro, akasakusaku	Kinn
akangamurizo, njonogo	Steißbein
akaniga	Laryngitis
akantunya	Sphinkter; Schließmuskel
akanwa	Mund
akanyabugabo	Vertrauen
akanyamasohoro	Vorsteherdrüse; Prostate
akarango	Inzision; Schnitt
akarango	Symptom; Krankheitszeichen
akarengane	Fehlbehandlung
akato	Isolation; Absonderung; Isolierung
akato	Quarantäne
akayiko	Esslöffel; Eßlöffel
akayiko	Teelöffel
akazi ka nijoro	Nachtarbeit
akazongwe	krankes Kind
akazuyazi	lauwarm
akigoro	Anstrengung
akinjiro; impagarara	Qual
akugara nyakiramirase	Netzhaut; Retina
amabekire (imbago)	Krücken
amabyi	Stuhl, Fäzes, Exkrement, auch Kot
amacandwe	Speichel
amacandwe	Auswurf
amacinya	Dysenterie; Ruhr
amacyinya	Hämatochezie
amadarubindi	Brille
amadarubindi; amalineti	Augengläser
amaganga; inkari	Urin; Harn
amaganya	Trauer
amaganya, impungenge	Angst
amagaragamba	Kruste; Borke
amaguru y'imiheto	krummbeinig; Genu varum; O-Bein
amahane; impaka	Konflikt
amahano	Inzest
amahasha	zusammengewachsene Zwillinge; Doppelfehlbildung; Siamesische Zwillinge
amahenehene	Ziegenmilch
amahitamo	Whal
amahumane	Prurigo
amahumane	Hautausschlag
amahuriro	Beziehung
amajeli	Ohrensausen
amajune; kugira umushiha	Depression
amakaraza	statisch
amakenga	Besorgnis
amakore	Brucellose
amakore	Hygrom

53

Kinyarwanda	Deutsch
amamininwa y'amaraso	Serum
amanyare	Vaginalsekret
amara; nyawakira	Zwölffingerdarm
amaraka	Rachen; Pharynx
amaraka	Tonsille; Mandel
amarangamutima	Gemütsbewegung
amaraso	Blut
amaribori	Dehnungsstreifen
amariri	Tränen
amaroto	Pollutio
amashereka	Muttermilch
amashereka	Muttermilch
amashira	Eiter
amashure	Erziehung
amashuya	Hautausschlag
amasohoro	Sperma
amasohoro	Spermatozoon
amasozi; amarira	Tränenflüssigkeit
amasurura y'ishisho	Kammerwasser
amata	Kuhmilch
amatako (itako); amabuno	Gesäß
amatamatama	Schafsmilch
amateshwa	inkohärent
amavuta	Fett
amayeri	blind
amazi	Wasser; Aqua
amazi	Trinkwasser
Amazi yo muruti rw'umugongo	Liquor cerebrospinalis
amenyo y'umusimbura (amenyo y'amakorano)	künstliches Gebiß
amibe	Amöbiasis
amitwara gipfura	benigne
anjine	Halsschmerzen
ankilositome inzoka yo mu nda	Hakenwurm
ano, imyaka y'amvuka, urugero	Alter
antibiyotiki	Antibiotikum
apeti; ipfa uburyoherwe	Appetit
aside	Säuer
asima; ubuhwemo	Asthma
bagiteri	Bakterien
baringa	Alptraum
bidashimishije	passiv
bijanye	verträglich
bikorewe rimwe	gleichzeitig
bikurikiranye	reihenmäßig
Birakomeye!	Das ist schwierig!
bisa	analog
buhoro	langsam
buhoro-buhoro	vorsichtig

54

| --- | --- |
buri	jede
buri cyumweru	wöchentlich
buri gihe	konsistent
buri mwaka	jährlich
bururu; bisa n'ijuru	blau
byanze bikunze	unvermeidlich
byerkeranye	bezogen auf
byinshe	viel
cumye	trocken
cy'amarira	Lakrimal
cy'ibihaha	pulmonal
cy'ijwi	vokal
cy'iruhande	lateral
cy'umura	uterin
cy'inkari	urinär
cy'inyuma	äußerlich
cy'inyuma	hinterer; posterior
cy'ububisha	maligne
cy'ubukorikori	artifiziell; künstlich
cya kure	außergewöhnlich
cya rusange	generell; allgemein
cyahise	ehernalig
cyakererewe	spät
cyakora	unangesehen
cyasamye	klaffend
cyashoberanye	beteiligt
cyegereye; hafi	ungefähr
cyicana	letal
cyifuza	Verlangen
cyishingiro	wesentlich
cyo hagati	Mittellinie
cyo hejuru	hoch; hohe
cyo ku mpera y'indwara	terminale Krankheit
cyo ku nda	ventral
cyo kwizera	zuverlässig
cyo mu bwonko	zerebral
cyo mu bwonko	intrazerebral
cyo mu cyciro cya gatatu	tertiär
cyo mu gifu	gastrisch
cyo mu gihanga	intrakraniell
cyo mu jisho	optisch
cyo mu mara	intestinal
cyo mu matako	pelvin
cyo mu mazuru	nasal
cyo mu mpande	peripher
cyo mu muhore	intramuskulär
cyo mu ngingo	intraartikulär

Kinyarwanda	Deutsch
cyo mu nnyo	rektale
cyo mu ruhande rumwe	einseitig; unilateral
cyo mu ruhu	intradermal
diyabeti	Diabetes mellitus
emipleji	Hemiplegie; Halbseitenlähmung
entêtement	Tampon
fagitire	Rechnung
gahunda	Termin
gahunda	Programm
gakondo	nativ
gakonkwa; urwaye imiyoboro yo guhumeko	Bronchitis
gapfura	Pharyngitis
gapfura	Tonsillitis
genda ku bitaro	ins Krankenhaus
genda kwa muganga	zum Arzt gehen
gifite amakaraza	heiser
gifite rukuruzi	magnetisch
gifunze	geschlossen
gihagaze	aufrecht
gihire	geeignet
gihubukiwe	stumpf
gihubukiwe	unhöflich
gikaze	ernst
gikomeye	schwer
gikomeza	fortschreitend
gikonje	kalt; kühlen
gikora neza	wirkungsvoll
gikorwa mbere yo kubyara	pränatal
gikwiranye n'igihe	lokaliseirt
gisanzwe	üblich
gisharira	zusammenziehend
gishyushye cyane	heiß
gishyushye cyane	Verbrühung
gisida, icyago, irango, ishyano	Unfall
gisongoye	stechend
gitaha	nächste
gitengeneje	flache; eben
gitera ibitotso	Schlafmittel
gitunguranye	hastig
gitunguranye	unerwartet
guca imbyaro; icura	Menopause
guca intege	Prostration
guca umutwe	dekapitieren
gucikanwa	einen Fehler zu machen,
gucira	Expektoration
gucira amacandwe	spucken
gucugusa	Vibration

56

Kinyarwanda	Deutsch
gufomoza	Eviszeration
gufunga; gukinga	schließen
gufunyanga	treten in der Gebärmutter
guhaga umutima	Brechreiz
guhagarara	verschieben
guhagarara	stehen
guhahalika; kudugarara	besorgt
guhakana	verweigern
guhambuka	locker; frei
guhanda, kuboba	Angst zu haben
guhangayikisha	sorgen
guhaza	angemessen
guhekenya	Mastikation; Kaubewegung
guhekenya, gutapfuna, kumeca	kauen
guhihibikanyw	beschleunigen
guhilita	schnarchen
guhinda umushyitsi	von Fieber zittern
guhindura	verbessern
guhindura ipansoma	einen Verband zu ändern
guhindurwa kw'imisatsi	dünner werdendes Haar
guhitwa	Durchfall haben
guhonyora	verstauchen
guhorota	eine Menge Gewicht zu verlieren
guhumeka	atem; respirieren
guhumeka hanze	ausatmen
guhumeka nabi	Dyspnöe
guhumiriza	die Augen zu schließen
guhumuriza	trösten
guhuza umubiri	Anastomose
guhwema	zu einem den Atem zu fangen
guhwera	atmen eigenen letzten Atemzug
guhwihwisa	mussitierend
gukabakaba; gusuzumisha intoki	Palpation
gukama	Austrocknung
gukambya; kubika umutwe	die Stirn runzeln
gukamura	quetschen
gukanguka	Erwachen
gukanura	Die Augen zu öffnen
gukanyiliza	die Zähne zusammenbeißen
gukaza	Abschnürung; Konstriktion; Einschnürung
gukinda	Vergewaltigung
gukira	lindern; ausgleichen
gukira	erholen sich von Krankheit
gukira, gukiza, kuvura	heilen
gukiza	heilen
gukomera	kräftig

Kinyarwanda	Deutsch
gukomeretsa	schädigen
gukomerka	mit einem gewickelten
gukomoza	erwähnen
gukona	Kastration
gukonja {Ndakonje.}	kalt sein (ich bin kalt.)
gukonyoka	Armbruch
gukora ibishoboka byose ngo	gewährleisten
gukora isabune	verseifen
gukorora	husten
gukorora imbere yo kuvuga utomora	sich räuspern
gukuka	verrenken
gukuramo inda	Fehlgebrut; Spontanabort
gukuramo inda (kuyemo)	unvermeidlich Abtreibung
gukurura	ziehst
gupfa	sterben
gupfa	sterben
gupfuba umurwayi abyisabiye	Euthanasie
gupfukama	kniend
gusama inda	Konzeption; Empfängnis
gusamaza	Atemzugvolumen
gusanga	fusionieren
gusara	geisteskrank
gusembura	provozieren
gusesa	Dissemination
gushaka	wünschen
gushamika	zweizackig
gushira	ausgeschöpft
gushoka	Verfall
gushoka ry'ingobyi	Plazentaaustreibung
gushushirwa	Fieber, um haben
gushwara	Verwechslung
gushyira ahabona	herausplatzen mit
gusiba	verzichten
gusimbura urugingo cyangwa tisi	Transplantation
gusinda	Trunkenheit
gusinda	Trunkenheit; Rausch
gusinda	Darm
gusinzira	schlafen
gusinzira	Nickerchen
gusinzira	schlafen
gusohoka ibitaro	das Krankenhaus verlassen
gusohoza	schaffen
gusokora	erhöhen
gusoma	nippen
gusubira inyuma	Verschlechterung
gusuhuza umutima	seufzen
gusuka	spritzen

58

Kinyarwanda	Deutsch
gusuma	anschwellen
gusura	furzen
gusura	vorbei Blähungen
gusura	vorbei Blähungen
gusuzuma	Auskultation
gusuzuma witonze	Reihenuntersuchung
gusuzumwa	überprüfen
gutabaza	schreien
Gutaka umutwe	um über Kopfschmerzen klagen
gutandukana mu ngingo	Dislokation
gutera indihaguzi	pochen
gutera urushinge	Injektion
gutetesha	verhätscheln
gutitimira	Zittern der Hand
gutitira	aus Angst zittern
gutongana	streiten (sich streiten)
gutsembatsemba	ausrotten
gutsinda uruhenu	abflachen
gutuka	missbrauchen (Beschimpfungen)
gutukura	rot werden
gutuma ikintu gikara	Exazerbation
gutunaguza	Schlaflosigkeit
gutura umubi	rülpsen
guturika	aufplatzen
guturubika	Perforation
gutwalira intandi	Beidhändig
gutwita	Schwangere
gutwita	schwanger
hafi	nahezu
hafi	nah
hagati	Zentrum
hamiro imitezi	Chlamydieninfektion
hamwe	gleich
hasi	unterer; inferior
hejuru	oben, über
hepfo	unter
hepfo	hinunter
hepfo	unter; unterhalb
hirya	janseits
humeka nabi	Lufthunger
ibango	Scheibe
ibanze	Anfall; Einsetzen
ibere	Brust
ibesani	Waschbecken
ibesani	Brechschale
ibibazo bijyagucura	Menstruationsbeschwerden
ibibazo by'umutima-Indwara z'umutima	Herzkrankheit

59

Kinyarwanda	Deutsch
ibibembe	Aussatz; Lepra
ibibembe	Lepra
ibicurane	Erkältung
ibicurane	Grippe; Influenza
ibigatura	Typhus abdominalis; Salmonellenenteritis
ibihushi	Dermatophytose; Tinea
ibikoresho	liefert
ibimeme	Tinea cruris; Eczema marginatum; Tinea inguinalis
ibingiriza	Mumps; Parotitis epidemica
ibinini vyo gukumira	oralen Kontrazeptivums
ibinyonga	Blendung
ibirimo	Inhalt; Gehalt
ibiryo	Nahrung
ibiryo	Nährstoff; Nahrungsstoff
ibiryo	rechts
ibisazi	Demenz
ibisazi	Raserei
ibitaro	Krankenhaus
ibitaro by'abana	Kinderkrankenhaus
ibitotsi	Schlaf
ibitsina	Geschlechtsorgane; Genitalien
ibiyobyabwenge	Opiat; Betäubungsmittel
iboramaraso	Septikämie
ibumoso	links
ibura	absesenheit von
ibuuteri	Stützapparat
ibwene	Eckzähne
ibya ; umurerantanga	Keimdrüse; Gonade
ibya (amabya)	Hoden
ibyago (ibyorezo) bikwirakwizwa n'imibonano mpuzabitsina	Geschlechtskrankheit
ibyangijwe	Beeinträchtigung
icupa	Fläschchen
icupa, urusaro	Flasche
icya kabiri	Halbwertszeit
icyahi	Windel
icyahi	Windel
icyangwe	Schwamm
icyemezo	Zustimmung
icyena	deprimiert
icyihutirwa	Dringlichkeit
icyizere cy'ubuzima	Lebenserwartung
icyo mu nda	Nierenkolik
icyomoro	Antiseptikum
icyorezo gature	Endemie; endemisch
icyuho	Lakune
icyumba	Zimmer
icyumvirizo	Stehoskop; Hörrohr

60

Kinyarwanda	Deutsch
icyunamo	Trauerfall
icyuya	Perspiration; Schwitzen
icyuya	Schweiß
idisikuru	Sprache
idoma; umudigi	aufgeblähten Bauch
idosiye	Akte
ifata mu mutwe	Erinnerung
ifi; isambaza	Fisch
iforomasiyo	Pharmazie; Apotheke
ifoto yo mu cyuma	Röntgenstrahl
ifuha; impindura	Pankreas; Bauchspeicheldrüse
ifumbi	Mastitis
ifumbi	Entzündung
ifumbi c'ijisho	Bindehautenzündung
ifumbi; kiboze	Infektion
ifurebantoki	Handschuh
ifuro	schäumend
ifurutwa	Allergie
ifuti; ikosa	Fehler
igare ry'abamugaye	Rollstuhl
igenagaciro	Auswertung
igi	Ei
igice	halb
igice	Länge
igiciro	Rippe; Kosten
igicuri	Epilepsie
igicuro	Epileptischer Anfall
igicuro	Muskelzuckungen
igifu	Magen
igihagararo	Umfang; Größe
igihaha	Lunge
igihanga	Schädel
igihangange	riesig
igihe ntarengwa	Termin
igihene	Konjunktiva; Bindehaut
igihere	Hauswanze
igihimba	Rumpf
igihogohogo; umuhogo ucamo umwuka	Luftröhre
igihorihori	Fontanelle
igihu	Stupor
igihu cy'amabya; umufuka w'amabya	Skrotum; Hodensack
igihumanya	pathogen
igihumbi	Rautenmuskel, Rhomboidmuskel
igihumekerwamo	Beatmungsgerät
igihumyo; ikiyege	Pilz
igihunga	Panikattacke
igihwereye	totgeboren
igikaca	Brustabszess

Kinyarwanda	Deutsch
igikanka	Skelett
igikanu	Genick
igikara	schwarz
igikaravu	Kratzen; Schramme
igikomere; imvune	Schädigung; Verletzung
igikoresho	Gerät; Ausstattung
igikoresho gipima inkari	Urometer
igikoresho kireba imbere mu jisho	Ophthalmoskop; Augenspiegel
igikororwa	Schleim
igikororwa	Sputum
igikoroto	Silber
igikorwa cyo kubaga	Chirurgie
igikorwa cyo kubaga; imikorere	Betrieb; Bedienung
igikumwe	Daumen
igikuri	Zwerg
igipfamatwi	taub
igipfuko	Verband
igipfuko	Pflaster
igipfuko; ibendege	Gaze; Verbandmull
igipfunsi	Faust
igipfupfuli; imfunira	Ekchymose
igipimisho	Bandmaß
igipimo	Meter (Meßgerät)
igipimo	Maß
igipimo c'amaso	Sehtest
igipimo c'amatwi	Audiometrie
igipmisho cy'ubushyuhe	Thermometer
igise	Kontraktionen
igisebe	Zerreißung; Rißwunde; Einriss
igisebe	Hautläsion
igisebe; ibisebe	Geschwür; Ulkus (Zwölffingerdarmgeschwür)
igisebe; igikomere	Wunde
igisebe; imfunira	Quetschung
igisereka	Herpes
igishato c'ugutwi	Ohrläppchen
igishinja	Sturheit
igishishi	Akne
igishishwa cy'imboro gikatwa	Vorhaut
igishyika	Agitiertheit
igisibizo	Reaktion
igisike	Augenbrau
igisukari	Zucker
igitabazi	Dickdarm
igitabazi	Kolon; Colon
igitagangurirwa	Spinne
igitaku	akut

62

Kinyarwanda	Deutsch
igitekerezo	Bemerkung
igitera	Schicht; Lage
igitita	Taubheit
igitonyanga	tropfenweise
igitosi	Schläfrigkeit
igitotsi	Fremdkörper
igitsi	Achillessehnen-reflex
igitsina cy'abantu	Geschlecht
igitsina cy'umugabo kidasiramuye	unbeschnittenen Penis
igitsina cyumugabo gisiramuye	beschnittenen Penis
igituba	Vagina; Scheide
igituba	Vulva; weibliche Scham
igituntu	Tuberkulose
igitutsi	gering
igituza	Brustkorb
igituza; agatuza	Thorax; Brustkorb
igombe	Labyrinth
igufa	Knochen
igufa ry'itako; ikibero	Oberschenkelknochen
igufwa ryo munsi y'ururimi	Zungenbein
igugara; ukugugara	Verdauungsstörungen
ihembe	Horn
ihihamuka	Trauma
ihomvu; amateshwa	Delirium
ihumbaguza	blinzelnd
ihungisha	Evakuierung
ihuriro	Konzentration
ijanja; urushyi	Handteller; Handfläche; Palma
ijigo	Unterkiefer
ijigo; umusaya	Kiefer
ijisho (amaso)	Auge (Augen)
ijisho ry'ugutwi	Trommelfell
ijosi	Hals; Nacken
ijwi	Schall; Ton
ijwi	Stimme
ijwi rituruka mu muhogo	gutteral
ikangurambaga	Sensibilisierung
ikanzu	Operationskittel
ikibanza	Lochien; Wochenfluss
ikibanza	Site
ikibara	Peritonitis
ikibaya	Mulde
ikibazo	Problem
ikibero; itako	Oberschenkel
ikibibi	Muttermal
ikibuno	Gesäßmuskel; Glutealmuskel
ikibyimba	Abszess
ikibyimba	Furunkel

63

Kinyarwanda	Deutsch
ikibyimba	Aufgedunsensein
ikibyimba	Tumor
ikibyimba (igishyute) cyo mu maraka	Tonsillen Abszess
ikiganza	Hand
ikigatura	Bronchopneumonie
ikigina	braun
ikigohe	Augenlid.
ikigonyi	Liddrüsentzündung
ikijigo	Backenzahn
ikijigu	abgebrochenen Zahn
ikimanye	Hybride
ikimenyetso	diagnostisch
ikimera	Algen
ikimuga, ikirema	Krüppel
ikimwira	Nasenschleim
ikingira	Vakzination; Impfung
ikinimfu (guca umwanya w'umubiri)	Amputation
ikinini	Tablette
ikinini; umuti	Pille
ikinogori	Orbita
ikinya	Anästhesie
ikinya; imbwa	Krampf
ikinyabibiri	Zwitter
ikinyabuzima	Biologie
ikinyabuzima	Mikroorganismus
ikinyacumi	Jahrzehnt
ikinyamatuva	Lipid
ikinyankinya	Hüfte; Haggebutte
ikinyeteri	ruhig
ikinyigishi (ishinya)	Zahnfleisch
ikinyoro	Frambösie
ikinyoro	Frambösie
ikinyuzwamwoyo	Suppositorium; Zäpfchen
ikiragi	taubstumm
ikiragi	stumm
ikiranga	berechtigen
ikirango	Robbe; Siegel
ikiraro	Spannweite
ikiremba	wirkungslos
ikiremba	gelähmt
ikirenge	Fuß
ikirondwe	Zeckenbiß
ikiruhuko	Ruhe; Rast
ikirundo	Masse
ikirunga; ibirutsi	Erbrechen
ikirungurira	Sodbrennen

Kinyarwanda	Deutsch
ikirungurira	nicht- erosiven gastroösophagealen Refluxkrankheit (NERD)
ikirungurira	Sodbrennen
ikirungurira	Sodbrennen
ikirusu	Hernie
ikirutsi	Erbrechen
ikiyengesha	Lösungsmittel
ikiyiko	Löffel
ikiyobyabwenge	Medicakment; Droge
ikiyobyabwenge	Halluzinogen
ikiza; icyorezo	Epidemie
ikizigira	Bizeps
ikizigira	Oberglied
ikizigira; umuseke w'urwano	Humerus; Oberarm
ikizinga	Makel
ikosora	Anpassung
ikurwaho	Herausnahme
ikurwaho	Retraktion
imanzi	Tätowierung
imashini irerewamo uruhinja	Brutkasten; Inkubator
imbago	Rand
imbago	Zange
imbambiramuze	Desinfektion
imbambizi	Antikörper
imbaraga	Stärke
imbaraga umuhate	Ausdauer
imbaragasa	Floh
imbasi	Poliomyelitis
imbeba	Ratte
imbeho	kalt
imbengeza; ijisho	Iris; Regenbogenhaut
imbere	Vorder-
imbogamizi	gehemmt
imboni	Pupille
imboro; (igitsina cy'umugabo)	Penis
imburugu; uburuga	Syphilis; Lues
imbuvura y'amacandwe	Speicheldrüse
imbuzasama	Kontrazeptivum
imbwa	Anfall; Krampf
imbwa; igicuro	Spasmus
imfubyi	Waise
imibereho mibi	Agonie
imigoma	Labium majus
imihango	Monatsblutung
Imimerere y'uruhu aho ruba umutuku, rukomeye (rukakaye) biatuma ushaka kuhakanda. (urukerera)	Ekzem
iminsi	hohes Alter
iminsi yose	jeden Tag

Kinyarwanda	Deutsch
imirorere	Sehkraft
imirorere	Geschmack
imishino	Labium minus
imisuha	Hydrozele
imisumbi	Leistengegend
imisumbi	Becken
imisusire	Auftreten; Erscheinungsbild
imiterere y'umutima	Puls
imitezi	Blennorrhö
imiti urutsa	Brechmittel
imiyoboramasohoro	Samenblase; Vesicula seminalis
imiyoborantanga	Eileiter; Tuba uterina
imiyoboroankari	Ductus deferens; Samenleiter
imoko	Mamille; Brustwarze
impabe	obdachlos
impamyashusho	Probe
impanga	Zwillinge
impanga zisa nk'intobo	siamesische Zwillinge
impanga nyampanga	eineiige Zwillinge
impanga zigiziwe n'abana batatu	Drillinge
impatwe	Obstipation; Darmträgheit; Verstopfung
impera	letzte
impeta	Ring
impfundiko	Wade
impinga bw'urutoke	Fingerspitze
impiri y'urukiryi	Kleinhirn
impishwa	Trichomonas vaginitis
impomade	Salbe; Unguentum
impuha	Geflüster
impumyi	Blinde
impuzandengo	stehend
impyiko	Niere
imva	Grab
imvubura	Gang; Durchgang
imvugo ubuhamya bwaditse	Aussage
imvumba z'amajwi	Stimmband
imvune	Kraktur; Bruch
imvune	Verstauchung
imvune y'amagufwa	offener Fraktur
imvuvu	Kopfgrind; Kopfschuppen
imyaka	Lebenszeit
imyuna	Epistaxis; Nasenbluten
imyuna	Nasenbluten; Epistaxis
inabi	nachteilig
incamake	Handbuch
incuke, inshuke	Kleinkind; Kinder im Alter von 1-3 Jahren
inda	Abdomen, Bausch
inda	Filzlaus

Kinyarwanda	Deutsch
inda	Läuse
inda ya nyuma (ingobyi)	Nachgeburt; Plazenta
inda yavuyemo; ugukuramo inda	Abortus
inda; uguhaka	Schwangerschaft
indembe	sehr kranken Menschen
indemere	Blei
indenzambono	Hypermetropie; Übersichtigkeit
indenzambono	Weitsichtigkeit; Hyperopie
indenzambono shabukuru	Presbyopie; Alterssichtigkeit
indiga	Skalpell
indiririzi	Parasit
indorerwamo	Speigel
indoro	Blick
induru y'ibinyoro	Schanker
indurwe	Galle
indutsiimpiswi	Gastroenteritis
indwara	Krankheit; Morbus; Erkrankung
indwara	Krankheit
indwara	Krankheit; Unwohlsein
indwara indakira; kanseri	Krebs; Karzinom
indwara inzana utuziga tw'umutuku ku mubiri	Dermatophytose
indwara iterwa no kubura vitamini C mu mubiri	Skorbut
indwara mu matwi	Ohrenschmerz
indwara y amara	Kolitis
indwara y'uruhu	Dermatose
indwara y'abana yandura itera gufungana mu mihogo, kuzamuka k'ubushyuhe bw'umubiri (indandara, umuriro) n'amabara y'umutuku ku mubiri	Scharlach
indwara y'amaso	Katrrah
indwara y'bwonko bita STROKE	zerebrale Durchblutungsstörung
indwara y'ibihcri byo mu maso	acne vulgaris
indwara y'ifumbi y'amenyo	Gingivitis; Zahnfleischentzündung
indwara y'imidido; umusozi	Elephantiasis
indwara y'impyiko	Nephritis; Nierenentzündung
indwara y'umusinziro nyafurika	Schlafkrankheit
indwara y'umusinziro nyafurika; indrwara y'ibitotsi	Trypanosomiasis
indwara y'umutima	Kardiomyopathie
indwara y'umutima	herzinfarkt
indwara y'umutwe munini; rwagihanga	Makroencephalie
indwara y'umwijima	Zirrhose
indwara y'unkundo	Hysterie
indwara y'ururimi runini	Makroglossie
indwara ya Peyironi	Induratio penis plastica
indwara ya bilariziyozi	Schistosomiasis; Bilharziose
Indwara ya dengue	Denguefieber

Kinyarwanda	Deutsch
indwara ya Ebola; Ebola irangwa no kuvira imbere no guhinda umuriro	Ebolafieber oder Ebola-Viruskrankheit
indwara ya karizo	Hämorrhoiden
indwara yandura byihuse (imfite uburemere) izana umuriro mwinshi (intandara) ikanatera guhumeka biruhanyije no kumira. (ubutembwe)	Diphtherie
indwara yandura itera ubushyuhe (intandara) bw'igihe gito n'amabara y'umutuku ku mubiri; ibihara	Windpocken; Varizellen
indwara yo gukanyarara umubiri	Hyperkeratose
indwara yo gutinya ahantu hakinze cyangwa hafundanye	Klaustrophobie
indwara yo koroha amagufwa	Osteoporose
Indwara yo kubira icyuya; ikimeme	Dyshidrose
indwara yo kubyimba imitsi	Phlebitis
indwara yo kubyimba urwagashya	Splenomegalie; Milzvergröberung
indwara yo kudatandukanya amabara	Farbenblindheit
Indwara yo kumira	Dysphagie; Schluckstörung
indwara yo mumara	Enteritis
indwara zandura	Infektionskrankheiten
indwara zo mu myanya ndangabitsina	Geschlechtskrankheit
indyo	Diät
indyo	Ernährung
inenge	Defekt
inenge	Deviation; Abweichung
ingabo	Schild; Hülse
inganzabuzi	Sättigung
ingaragu	ledig
ingaruka	Konsequenz
ingaruka nabi	Nebenwirkung
ingasire y'ivi	Kniescheibe
ingasire y'ivi	Patella; Kniescheibe
ingendo	Gewinn; Zunahme
ingengamuntu	Persönlichkeit; Charakter
ingeri z'amano/ingeri z'intoki	Phalanx
ingingo	Gelenk
ingingo	Gelenk; Articulatio
ingobyi	Wiege
ingobyi	Placenta; Mutterkuchen
ingobyi	Trage; Fahrtrage
ingobyi y'abarwayi; ambilansi	Rettungswagen
ingoma y ugutwi	Trommelfell
ingoro	Wirbel
ingoto	Adamsapfel
ingufu; umuhore	Muskel
ingwizamurongo	ungebildet
inigajyando	Phimose
injyana	Rhythmus

Kinyarwanda	Deutsch
inka ry'amata	Kuhmilch
inkaburadusoko	Hormon
inkanka	Larynx
inkegesi	Nagetier
inkobore	Blepharitis; Lidrandentzündung
inkokora	Ellenbogen
inkokora	Olekranon
inkomanga	Psychose
inkomoko	Ätiolgie
inkondo y'umura	Gebärmutterhals
inkone	Eunuch
inkoni	Spazierstock
inkoro	Sternum; Brustbein
inkorora	Husten
inkorora; kokorishe	Pertussis; Keuchhusten
inkovu	Narbe
inkovu	Narbe
inkubiri	Stimmung; Laune
inkumi (umusore)	jugendlichen weiblichen (männlichen Jugendlichen)
inkurikizi	Nebenwirkung
innyo	Anus; After
ino	Zehe
inono	Oberhaut
inseseke	Einführung
insimburangingo	Ersatz; Prothese (Oberschenkelprothese) [Unterschenkelprothese]
insimbyi	Konvulsion
intabera	unparteiisch
intambwe	Schritt; Gang
intambwe	Schritt
intananya	Zungenbändchens
intandara	Temperatur
intanga	Gamet
intangakamere	Gen
intangakamere intangakarande	Chromosom
intanganzira; ubuzime	Vorschrift
intege	Kniekehle
intego	Säge
intego	Bremskoltz; Ziel
intere	Bewusstseinsverlust
intere	Bewusstlosigkeit
intere; urusokozo	Koma
intima	Kern
intumbi	steif
inturugunyu	Lymphknoten
inyamunwa	labial
inyemi	Albino
inyenkanka	pharyngeal

Kinyarwanda	Deutsch
inyenzi	Küchenschabe
inyicantangangabo	Spermizid
inyonga	Hüftgelenk
inyongera	Expansion
inyongera	Streckung
inyonjo	Gibbus
inyota	Durst
inyumvo	Sinneseindruck
inyunyuza	Aufsaugen
inzara	Hunger
inzara nyinshi	Bulimie
inzibyi	Fistel
inzibyi	Mastoiditis
inzitiramibu	Moskitonetz
inzobere	passend
inzoga	Alkohol
inzoga, ibyeri	Bier
inzoka	Wurm
inzoka (ubumara)	Schlange (Schlangengift)
inzoka yo mu nda	Eingeweidewurm; Helminthe
inzoka yo munda	Ascaris lumbricoides
inzoka zo mu nda; igifwana	Bandwurm
inzozi	Traum
ipamba	Watte
iperereza	Probensammeln
ipfundo	Knoten
ipfupfu	Wölbung
ipfurutagifu	Magenschleimhautentzündung
ipomade	Emolliens
iragara	Anthrax; Milzbrand
irange	Tinktur
irasaga ururasago	Skarifikation
ireme; uburemere	Gewicht
iringaniza	Symmetrie
iruba	Libido
irungu; bwaki	Kwashiorkor
irungu; kunkunyuka	Kachexie
irungu; ubuzingame	Marasmus
iryinyo	Zahn
iryinyo ry'imbere	Schneidezahn
isabukuru y'amavuka	Geburtsdatum
isabune	Seife
isapfu	Diaphragma; Zwerchfell
isazi	Rachenmandelwucherungen
isazi ya tsetse; inkurikiza	Tsetsefleige
ise	Mykose
ise	Psoriasis; Schuppenflechte
isegereti	Zigarette

70

Kinyarwanda	Deutsch
isenga	Höhle
isenywa	Auflösung
isepfu	Schluckauf
isereri	Benommenheit; Schwindel
isereri	Schwindel
isereri; muzunga	Vertigo; Schwindel
iseru	Masern
iseseme	Nausea; Übelkeit; Brechreiz
isesemi	Reisekrankheit
iseta	Operationssaal (OP)
isezerano	Abmachung
ishami	Spray; Zerstäuber
ishaza ryo mu jisho	Kararakt
ishimangira	Stress; Druck; Belastung
ishuka	Bettzeug
ishuka	Bettlaken
ishyira	Appendix; Blinddarm
ishyira umugereka	Appendizitis
ishyirwa mu bikorwa	Nidation
ishyundu	Knoten
ishyundu; isharankima	Verruca; Warze
isima bashira ku mvune	Gips; Abdruck
isimburana	Drehung
isogisi	Socken
isohoro	Musculus psoas major (großer Lendenmuskel)
isomero	Bibliothek
isonga	Apex
isukari indengarugero mu maraso	Hyperglykämie
isuku nkeye	Fehlernährung; Mangelernährung; Malnutrition
isura	Gesicht
isura	Allgemeinbefinden
isuri	Erosion
isuzumwa	klinische Untersuchung
isuzumwa	Untersuchung
isuzumwary'umurambo kugira ngo bamenye icyishe nyirawo	Autopsie; Leichenschau
itabaza	Kerze
itama	Wange; Backe
itama; cyo mu kanwa	bukkal; buccalis
itangazo	Klappensegel
itangizwa	Veränderung
itara	hell
Itariki yo kwinjira mubitaro	Zullasungdatum
itegeko	obligatorisch
itembera ry'amaraso	Blutdruck
itiro	wackelig
itwita	Befruchtung
ivi	Knie; Genu

Kinyarwanda	Deutsch
ivirirana ry'umura	Uterusblutung
ivirusi	Keim
ivirusi	Mikrobe
ivubi	Wespen
ivuka	Geburt
ivuka; ukubyara	Geburt
ivumbi	Stuab
ivuriro	Klinik
ivuriro	Ärztezentrum
ivyihutirwa cane	Notfall
iyatura	Offnung
iyegerana	Kompression
iyegerana	Verkürzung
iyigantego	Morphologie
iyimura	Verlagerung
iyongerwa	Inkrement
iyumvikana ry'amajwi adasanzwe mu mutima, rimwe na rimwe nk'ikimenyetso cy'imimerere (imikorere) mibi (amakemwa) yawo.	Herzgeräusch
izina	Name; Bezeichnung
izina ry'umuryango	Nachname
izuru	Nase
kabiri	doppelt
kabisa	unbedingt
kabutindi	Haarig
kalisiyumu	Calcium; Kalzium
kananuka	um Gewicht zu verlieren
kandi, ndetse, na	auch
kaninira	Mikroskop
kanseri za nyababyeyi	Endometriumkarzinom
kanseri y'ibere	Brustkrebs; Mammakarzinom
kanseri y'inkondo y'umura	Gebärmutterhalskrebs (Zervixkarzinom)
kanseri y'ubwonko	Hirntumoren
kanseri y'uruhu	Hautkrebs
kanseri yo mu bihaha	Lungenkrebs
kanseri yo mu mabya	Hodenkrebs (Hodenkarzinom)
kanseri yo mu mura	Gebärmutterkrebs (Endometriumkarzinom)
kanseri z'udusabo	Eierstockkrebs (Ovarialkarzinom)
karande; gature	chronisch
kiba cyangwa cyita ku gihe cyo kubyara	Perinatologie
kibabaza	schmerzhaft
kibangutse	flott
kibengerana	leuchtend
kibera muri nyababyeyi	intrauterin
kibobereye	feucht
kibyibushye	schwer
kibyibushye cyane	sperrig
kibyimbye	geschwollen Bauch

72

Kinyarwanda	Deutsch
kidafite	trivial
kidafite impumuro	riechend
kidahagije	dünn; mager
kidakuze	infantil
kidasanzwe	aberrierend
kidasanzwe	abnorm
kidashobora gukoreshwa	belanglos
kidasobanutse	gegensätlich
kigaragara	manifest
kigaragara	spezifisch
kigenda kikagaruka	intermittierend
kigikoreshwa	lebensfähig
kijanye 'umugongo	dorsal
kijanye n'amenyo	dental
kijanye n'umutwe	kephalisch
kikiri gito	Jugend
kimaze igihe kirekire	jahrelang
kimputu	Rückfallfieber
kinaniwe	müde
kinicyane	riesig
kininda amashyira	eiterig
kirakaza	Kaustikum
kirekuye	Schlaffheit; Lockerung
kirenduka	viskös
kirushya ibona	heimtückisch
kitava	nicht perforiert
kitazwi	unbekannt
kivukanywa	kongenital
kokayine	Kokain
kokelishe	Keuchhusten; Pertussis
kokoza	ausstatten
kolera; amacinya	Cholera
kongera ingano	Vergrößerung; Erweiterung
kongorera; guhwihwisa	zuflüstern
konka	saugen
konsa	stillen
konsa	säugen
kore	Leim
koroba	weich
koroha	leicht
koroherwa	physikalisch verbessert werden
koroshya	lindern
kuba maso	aufmerksham
kuba mu mugongo	Menstruation
kuba mu mugongo	menstruieren
kuba umuja ikiyobyabwenge	Drogenabhängigkeit
kubabara	um Schmerzen zu haben

Kinyarwanda	Deutsch
kubabara	leiden; klagen
kubaga	den Betrieb auf
kubaga amara	Kolektomie
Kubaga amara	Enterektomie
kubaga ibere	Mastektomie
kubagwa	einer Operation unterziehen
kubagwa kugirango umwana aboneke.	Kaiserschnitt
kubara	hinzufügen
kubara	zählen
kubiha	sauer
kubika inda	sich auf den Bauch legen
kubira icuya	schwitzen stark
kubira icuya cane	Diaphoretikum
kubira icuya n'ijoro	Nachtschweiß
kubira icyuya	schwitzen
kubogama	voreingenommen
kubogora	verstellen
kuboneka	erhältlich
kubora ry'iryinyo	Zahnkaries
kubuza	vorbeugen
kubwa	entsprechend
kubwiriza	raten
kubyara	gebären
kubyara	gebären
kubyara	Entbindung
kubyibuha	Gewichtszunahme
kubyibuha; ubuhonjoke	Übergewicht
kubyimba	anschwellen; aufblühen; schwellen
kubyimba amaguru	Knöchelödem
kudedemanga	beschimpfend
kudedemanga	Stottern
Kufungura nabi	Eßstörung
kugabanuka	Abnahme
kugabanuka kw'inda ibyara	atrophische Vaginitis
kugabanya ubukana bw'indwara	palliativ
kugagara amaguru	Paraplegie
kugagara ikiganza	Radialisnervlähmung
kugagara k'umusokoro w mu ruti rw'umugongo bajya bita indwara ya Landiri	Guillain-Barré-Syndrom
Kugagara umurimi, iminwa urusenge rw'akanwa, akamironko n'ahakegereye	Bulbär-paralyse
kugambirira	feststellen
kugana	bitterer Geschmack
kuganira	Konfabulation
kuganya	zu sein leidtragend
kuganya	stöhnen
kuganyira	ständig beschweren
kugenda	umherwandeln

74

Kinyarwanda	Deutsch
kugenda	gehen
kugenda udandabirana	schwanken
kugezwayo	verschlechtern
kugira isangaya ryo mumutwe	Konkussion; Erschütterung
kugogora	verdauen
kugomera	Bettlägerigkeit
kugubwa neza	bessergehen
kumanuka	absteigend
kumekwa	Speichelfluß
kumena	Bruch
kumeneka	leer
kumera	sich fühlen
kumira	Deglutition; Schluckakt
kumira	schlucken
kumugara igice c' umubiri	Diplegie
kumugara imisi yumva ikoresha amaso	Augenmuskellähmung
kumva	begreifen
kumva urwaye; gufatwa n'indwara	krank fühlen
kumwenyura	lächeln
kunanguka	plötzlich sterben
kunanuka	um Gewicht zu verlieren
kunanura	um Gewicht zu verlieren
kuniga	ersticken
kuniga	ersticken oder würgen
kunnya	Stuhlgang; Defäkation
kunnya	Defäkation
kunoba n'ikirenge	treten
kunogora	zu Beitel
kunuka	stinken
kunyara	urinieren
kunyara n'ijoro	Nykturie; nächtliches Wasserlassen
kunyaragura	Polyurie
kunyaragura	oft urinieren
kunyareguzwa	träufeln urin
kunyenya	sickern
kunyunyuka	Auszehrung
kunyura itabi	rauchen
kunywa	trinken
kunywa imiti	Einnahme von Medikamenten
kuraba	schwach
kurabirana	Ohnmacht; kurze Gedächtnisstörung
kurabukirwa	vorübergehend verlieren ein Temperament
kurambura	dehnen
kuramukwa	bereit zu gebären (haben die Wehen)
kuramukwa	Geburtswehen
kurangiza	einer Lage gewachsen sein
kurangiza	Ejakulation

75

Kinyarwanda	Deutsch
kure ya	fernab von
kureba imirari	schielen
kureka	absagen
kuremba	ist am Rande des Sterbens
kuremba	sehr krank zu sein
kurevangwa	Stammeln
kuribwa mu nda; kugubwa nabi	Dyspepsie
kuribwa umugongo	Kreuzschmerz
kuribwa umugongo	Lumbago
kuribwa umutwe; umutwe nyamwasa	Migräne
kurindira	abwarten
kuringanira	Aquilibrium; Gleichgewicht
kurira	weinen
kurira	schluchzen
kurira	weinen
kuririmba	pfeifen
kurohama	ertrinken
kuruka	erbrechen
kuruka	Regurgitation
kuruka (Nduka inzoka.)	erbrechen
kurumwa (kurwinga) n'agakoko (agasimba)	Insektenstich
kurwalika	schwer krank zu sein
kurwara	krank zu sein
kurwara umujimo	Hepatitis
kurwaza	für die Kranken zu kümmern
kurya	essen
kuryama	hinlegan
kuryamana	Koitus
kuryamana	Kopulation
kutabona ibitotsi	Schlafstörung
kutafungura	Aphagie
kutava	fest
kutwenga	lachen
kuva amaraso	bluten
kuva y'igishanga	nässen
kuvuga	sprechen
kuvugana	diskutieren
kuvugaruza	Gegenanzeige
kuvuka	geboren werden
kuvunika ku rutugu	Schulter ausgerenkt
kuvura	bieten medizinische Behandlung
kuvura	ärztliche Behandlung geben
kuwara (Ndarwaye.)	krank zu sein (ich krank bin.)
kuwiza icyuya cane	Hyperhidrose
kuyoberwa	Desorientierung
kuzamura	heben
kuzana	bringen

Kinyarwanda	Deutsch
kuzana amashira	eitern
kuzana byose	Rektumprolaps
kuzengerera	Schwindel, haben
kuzunguza	schütteln
kuzura	Exhumierung
kuzura	erholen sich von einer schweren Krankheit
kwaduka	Aufflackern
kwamana ubwoba wicura abansi n'ibikugirira nabi	Schizophrenie
kwambura	ausziehen
kwandura	angesteckt zu werden
kwandurika	ansteckend; kontagiös
kwanduza	verunreinigen
kwanga	vorenthalten
kwasama	Um den Mund öffnen
kwayura	Gähnen
kwemeza	Affekt
kweruruka	Zyanose
kweruruka; ubukeneramaraso	Anämie; Blutarmut
kweza	reizen
kwibaruka	zu gebären
kwica	Überfall
kwica	Erstickung
kwifatanya	aufrechterhalten
kwihandagaza	offensichtlich
kwihangana	erleiden; ertragen
kwihangana	geduldig zu sein; ohne Eile zu sein
kwimyira	schneuzen
kwinukiriza	Schnüffeln
kwinyagambura	Zuckung
kwishinyagura	Pruritis; Hautjucken
kwitegereza	Blick
kwitsamura	niesen
kwiyica	Suizid; Selbsttötung
kwiyiriza ubusa	nüchtern; Fasten
kwiyoza amenyo	um die Zähne zu putzen
kwiyuhagira	Baden
kwizingira	Griff
kwoma	einwilligen
kwonsa	Stillen
kwoza igisabo	Dusche
kwumva bihurugushwi	schwerhörig
magingo aya	zur Zeit
magirirane	doppelseitig; bilateral
malariya; ubuganga	Malaria
malariya; ubuganga	Sumpffieber
maraya	Prostituierte

77

Kinyarwanda	Deutsch
marijuwana; urumogi	Marihuana
matora; igidora	Matratze
mazizi; akayoga	Bananenbier
mbere	im Voraus
mbere mu	innen
mbere y'igihe	frühreif; vorzeitig
miligarama	Milligramm
milimetero	Millimeter
minigo	Panaritium
mpakana	negativ
mu ngingo(ingingo y'urutoki)	Fingerknöchel
mu ntabarimbabare	Notfallstation
mugabuzi	Schwertfortsatz
mugiga ku SIDA	Kryptokokkenmeningitis
mugiga yo mumutwe	Enzephalitis
muzitsa	Weisheitszahn
n'ubwo	trotz
ndetse	ja sogar
nkizabupfamatwiburagi	akustisch
nshabari	Zäpfchen
nshinganwa	zugrundeliegend
ntandaro	ursächlich
nyakanwa	oral
ogisijene	Sauerstoff
okayine	Puder
pamba ikoreshwa mu ivuriro	Tupfur; Abstrich
pararizi; ubugagare	Lähmung; Paralyse
penesiline	Penicillin
pfuye	tot
purize	Aussparung (Augenhöhle)
rero; kuva aha	daher
rishaje	überholt
rubagimpande	Rheumatismus
rubagimpande; indwara ifata amahuriro y'amagufwa	Arthritis; Gelenkentzündung
ruboroga	Aorta
rugongo	Klitoris
rukumbi	einzig
rukuruzi	Magnet
rusange	gemeinsam
saa sita	zwölf Uhr mittags
SIDA	erworbenes Immunmangelsyndrom (AIDS)
SIDA	erworbenes Immunmangelsyndrom (AIDS)
simbirimo	Tragus
simfite umuriro	afebril
sinizite; agahanzi	Sinusitis
siro	Sirup
spermatic cord	Samenstrang

78

Kinyarwanda	Deutsch
terimosi	Kolben; Flasche
tifusi	Fleckfieber
tumenyereye	Herpes simplex
ububabare	Unwhohlsein
ububabare	Schmerz
ububabare bw'amenyo	Zahnschmerzen; Zahnweh
ububabare na kunyara	Dysurie
ububabare si cyane	Schmerz
ububani	Geruch; Duft
ububonahafi	Myopie
ububonekerwa	Vision; Sehvermögen
ububyimba	Schwellung
ubucabiranyi	Gift
ubucucike	Dichte
ubucukumbuzi	Anatomie
ubucukumbuzi	Leichensektion
ubucukumbuzi	Sonde
ubudahemuka	festhalten
ubugengeri; ubuheri	Jucken; Krätze;
ubugimi; ubukumi	Jugend
ubugonyi	Toilette
ubugugu	Debilität
ubuhanga ku mutima n'indwara zawo	Kardiologie
ubuhanga kukosora imiterere y'amagufwa	Orthopädie
ubuhangange	Status
ubuhengame bw'urutirigongo	Skoliose
ubuhenjagufwa	Rachitis
ubuheri	Skabies; Krätze
ubuhindigiri	Ankylose; Gelenksteife
ubuhumyi	Blindheit
ubujana	Handgelenk
ubujiji	Wahn; Täuschung
ubujunjame	Apathie
ubujyakera	Lebensdauer
ubukana	Frequenz; Häufigkeit
ubukarihe	Azidität
ubuke	Defizienz
ubukene	Bedarf
ubukire	Plethora
ubukonje	Kältegefühl
ubukurugutwa	Cerumen; Zerumen
ubukurugutwi	Zerumen
ubumara	Kretinismus
ubumenyamifatire	Psychologie
ubumenyi	Kognition
ubumenyi bw'ikoramiti	Pharmakologie
ubumenyi bw'indwara	Pathologie
ubumenyi bw'ingirabika	Histologie; Gewebelehre

79

Kinyarwanda	Deutsch
ubumenyi mu kubyaza	geburtshilflich
ubumuga	Deformität
ubumuga	Unfähigkeit
ubunihura, mugiga	Meningitis
ubunyunyke	Atrophie
ubupfamatwi	Taubheit
ubupfuma	Zauberei
ubupfurute butewe inkari	Urtikaria
uburagaza	Schankroid
uburagaza; imitezi	Gonorrhö; Tripper
uburebure	Höhe
uburemba	Impotenz; Zeugungsunfähigkeit
uburenge	Maul- und Klauenseuche
uburezi	Lernen
uburibwe bw'umutwe	Kopfschmerzen
uburimi	Lispeln; Sigmatismus
uburiri	Bett
uburoso	Bürste; Pinsel
uburoso bw'amenyo	Zahnbürste
uburozi	Gift
uburozi	toxisch
uburuhukiro	Leichenschaushaus
uburumbuke	Fruchtbarkeit
uburwayi	Klage
uburwayi bw'imihore	Myopathie
uburwayi bwo gutinya amazi	Hydrophobie
uburyo bwo kubuza indwara	Prophylaxe
ubusa	bedeutungslos
ubusate	Fissur; Spalt
ubusazi	Halluzination
ubusazi	Geisteskrankheit
ubusazi	Geisteskrankheit; Wahnsinn
ubushita	Pocken
ubushobozi	Begabund
ubushobozi	Schwäche
ubushye	Brandwunde
ubushyuhe	Wärme; Hitze
ubusinzi	delirium tremens
ubutabazi bw'ibanze	Erste Hilfe
ubutahwe	Inspiration; Atemzug
ubutare	Eisen; Fe
ubutita	Erfrierung; Frostbeule
ubutitsa	weitergehend
ubutoya	Säuglingsalter
ubuvunnyi	Hilfe
ubuvuzi bw'amaso	Augenheilkunde
ubuvuzi bw'indwara zo mu mutwe	Psychiatrie

80

Kinyarwanda	Deutsch
ubuvuzi nkomoka-bushinwa	Akupunktur
ubuzima	Gesundheit
ubuzime bw'imiyoboro y'amaraso	Embolus
ubuzirongwe	Lebensmittelvergiftung
ubwabyi	Unpässlichkeit
ubwaguke	Breite
ubwaguke bw'imigarura	varikös
ubwaku	Mundgeruch
ubwana	Kindheit
ubwangavu	Pubertät
ubwangavu (ubugimbi)	männliche Pubertät (weibliche Pubertät)
ubwenge	Apperzeption
ubwenge	Verständnis
ubwicanyi	Aderlaß
ubwicanyi	Mord
ubwikanye bw'injyanamura	Vaginsmus
ubwiramire	Remission
ubwoba	Phobie
ubwoba bwo kujya ahagaragara mu ruhame	Agoraphobie; Platzangst
ubwonko	Gehirn; Hirn
ubwonko bw'ingusho	Medulla oblongata
ubwumvikabuke	Reibung
udafatwa n'indwara	immun
udafite amenyo	zahnlos
udafite mu mutwe hazima	mental; geistig
ufasha muganga	Angehöriger
ufite ubwenge	bewusst
ugenda asinziriye	Somnambulismus
ugereranyije	ungefähr
ugucumbagira	Claudicatio; Hinken
ugucurwa	Flimmern
ugucuyira	Bleichmittel
uguhagarara umutima	Stauungsinsuffizienz
uguhehera	Hydratation
uguhembera	Laktation
uguhwera	Synkope; Ohnmachtsanfall
ugukika	Gravidität extrauterine
ugukura	Ablatio
ugukura	Wachstum
ugukura	Seneszenz
ugukuramo inda	Abortus artificialis
ugukuramo nyababyeyi	Hysterektomie
ugusambana	Geschlechtsverkehr
ugusiramura	Zirkumzision; Beschneidung
ugusohora umurwayi mu bitaro	Entlassung aus dem Krankenhaus
ugusubira	Rückfall
ugusuzuma imikorere y'umubiri	körperlich Untersuchung
ugusuzuma ma mazuru	Rhinoskopie

81

Kinyarwanda	Deutsch
ugutanga	Verteilung
ugutanga umuti	Dosierung
ugutera kw'umutima	Herzschlagen
ugutura umubi	Eruktation
ugutwi	Auricula;Ohrmuschel
ugutwi	Ohr
ugutwi ko hagati	Mittelohr
ugutwi kw'imbere	Innenohr
Ugutwi kwimbere	Ohr inneres
Ugutwi kwinyuma	Mittelohr
uhanganye	Antagonist
uhora yibwira ko arwaye	Hypochonder
uko umuntu ameze mu mubiri	Zustand
ukora imiti	Pharmazeut; Apotheker
ukubabara mu mitsi	Neuralgie
ukubaga igifu	Gastrektomie
ukubahiriza	Volumendehnbarkeit
ukuboko	Arm
ukuboko cyangwa ukuguru	Extremität
ukuboneka	Erhältlichkeit
ukuboneka	Auftreten
ukuboneza imbyaro	Familienplanung
ukubora	Verwesung; Fäulnis
ukubora kw'amenyo	Karies
ukububika amazi munsi y'urukoba	Ödem
ukubyara	Geburt; Partus
ukugera	Zugang
ukugira imisatsi myinshi	Hirsutismus
ukugira inda; ugutwita	Schwangerschaft; Gravidität
ukugobwa ururimi	Aphasie
ukugogora	Verdauung
ukuguru	Bein
ukuguru cyangwa ukuboko k'umuntu	Extremität
ukumira	Ingestion; Aufnahme
ukunuka mu kanwa	Mundgeruch
ukunyara (kunyara)	Miktion
ukurasa umutsi	Aderlass
ukureguka	Erweiterung
ukutajya mu mugongo	Amenorrhö
ukuva amashira (igituba)	abnorme Ausfluss
ukuva amashira (ugutwi)	Ohrenfluß
ukuvanamo impyiko	Nephrektomie
ukuzibiranwa	Asphyxie
ukuzikwa	Schock
ukwa	auseinander
ukwaha	Achselhöhle
ukwaha	Achselhöhle

82

Kinyarwanda	Deutsch
ukwangiza imyanyandangagitsina	Missbrauch (sexueller Missbrauch)
ukwatira mu ibyara	Episiotomie; Dammschnitt
ukwibuka birenze urugero	Hypermnesie
ukwima	Deprivation
ukwirukana	Expulsion; Austreibung
ukwiziga	Versogung
umiywyo; ubrakari	Tollwut
umubabaro; agahinda	Kummer
umubavu; ipomade	Balsum
umubiri	Epidermis
umubiri	Fleisch
umubu	Moskito
umubyaza	Hebamme; Entbindungspfeger
umubyibuho	Beleibtheit
umubyibuho ukabije	Fettleibigkeit
umubyimbyi	Schwellung; Geschwulst
umubyindi ; amabyi	Fäzes
umubyindi; amalyi	Exkrement
umudendezo; umuti w'ibibazo	Entlastung
umufasha	zusätzlich
umuforom (umuforomokazi)	Krankenschwester; Pflegeperson
umufunzo	Gangrän
umugabo	Mann
umuganga	Doktor der Medizin
umuganga	Artz
umuganga buvura indwara zo mu gutwi, mu mazuru no mu mihogo	Hals-Nasen-Ohrenarzt
umuganga ubaga	Chirurgin
umuganga ushinzwe indwara z'impyiko	Nephrologe
umuganga ushinzwe kubaga no gusimbura ingingo	Transplantationschirurg
umuganga w'abagore	Geburtshelfer
umuganga w'abana	Pädiater
umuganga w'amaso	Ophthalmologe
umuganga w'amenyo	Zahnarst
umugarura; ikigega	Vene; Vena
umugezi	Strom
umugongo	Rücken
umugore ugirana n'undi mugore	Lesbe
umuhanga	weise
umuheha w'amaraso	Blutgefäß
umuheha w'ugutwi	Eustachi-Röhre oder Ohrtrompete
umuhengeri (umwaduko w'indwara)	Ausbruch
umuhishwa; umudigi	Bauch-Schwellung
umuhogo	Rachen; Schlund
umuhogo w'ibiryo	Ösophagus; Speiseröhre
umuhondo	Kolostrum
umuhondo	Ikterus; Gelbsucht
umuhondo	gelb

Kinyarwanda	Deutsch
umuhora w'ugutwi	Gehörgang
umujyana; umumisha	Arterie
umukandara	Gürtel
umukasi	Schere
umukaturo	Schlinge
umukaya	Sehne
umukecuru	alte Frau
umukingo	Talus
umukirage	Kontusion
umukiruko	Rekonvaleszenz
umukobwa	Tochter
umukondo	Bauchnabel; Nabel
umukondo	Nabel
umukondo	Nabel; Umbilicus
umukorerabushake	Freiwillige
umukungwa; urureri	Nabelschnur
umumaro	Funktion
umunaniro	Letalität
umunengetsi	Indolent
umunengetsi	Somnolenz
umunota	Minute
umuntu	menschlich
umuntu uri hafi gupfa	moribund
umunwa mubi	Lippenspalte
umunwa wo hasi	Unterlippe
umunwa wo hejuru	Oberlippe
umunyama	Ektropion
umunyankondo	Zäkum
umunyorogoto	Nematode
umunyu	Salz
umunzani	Waage
umupanga	Machete
umupfu	Kadaver
umupfumu	Hexendoktor
umura; nyababyeyi	Uterus; Gebärmutter
umurambo	Leiche; Kadaver
umurari	Strabismus
umurawanyi	Aggression
umuregesho	Thrombus
umurerantanga	Eierstock
umuringa	Kupfer
umuriro	febril
umuriro	Fieber
umuriro	Hyperpyrexie
umuriro	Fieber
umuruho; umunaniro	Ermüdung
umurundi; ruseke	Schienbein

84

Kinyarwanda	Deutsch
umurundi; ruseke	Schienbein
umurwayi	Verletzter
umurwayi	Kranke; Patient
umurwayi	kranke
umurwaza; umufasha	Pflegekraft
umurya; umutsi	Ligament; Band
umuryango	Familie
Umuryango umuntu akomokamo	vererbung; Erblichkeit
umusanzu	Beurteilung
umusatsi	Kopfhaar
umusaza	älter
umusaza	Greis
umusazi	Alzheimer krankheit
umusego	Kissen
umusego	Kissen
umusemburo	Hefe
umusesekare	Exzeß
umushinga	Aktivitär
umushino; umusundi	Labium
umushitsi	Schauer
umushyukwe	Erektion
umusinzi	Alkoholisch
umusokoro	Knochenmark
umusonga	Pneumonie
umusundwe	Blutegel
umususu	Furcht
umususwe	Mekonium; Kindspech
umusuzi	Flatulenz; Blähung
umusuzi; ubwangati	Flatulenz; Blähung
umuswa	stumpf
umutamiro	Mundvol
umuterahejuru	Hungerustand, Hahrungsentzug
umuti	Medizin; Heilkunde
umuti	Heilung; Kur
umuti ugabanya ububabare	Analgetikum; Schmerzmittel
umuti ukiza	Heilmittel
umuti urenze urugero	Überdosis
umuti w'amenyo	Zahnpasta
umuti w'inkorora	Expektorans
umuti wica ibiyege	Fungizid
umuti wica uburondwe n'utundi dusimba	Akarizid
umuti wuburozi	Antidot; Gegengift
umuti y'inzoka	Anthelmintikum
umuti, idagara	Medikation
umutima	Herz
umutima gutera cyane	Palpitation; Herzklopfen

Kinyarwanda	Deutsch
umutima w'iryinyo	Pulpa
umutontomo	Gegrunze
umutsi	Blutstrom
umutsi w'ijosi	Karotis
umutsi w'ijosi	Drosselvene
umutsima	Paste; Salbe
umutungu	Strahl
umutwe	Caput; Kopf
umutwe	Kopf; Haupt
umutwe w'imboro	Eichel
umuvanda; uruhinja	Neugeborenes
umuvandimwe	Geschwister
umuvu w'amaraso	Hämorrhagie; Blutung
umuvumba	Strom; Fluss
umuvumba	Fluß; Strom
umuyobora	Ureter; Harnleiter
umuyoboro w'amagege	lymphatisch
umuyoboro w'inkari; umuvaruhago	Urethra; Harnhöhre
umuzenguruko	Umfang
umuzimbwe	Analgeschwür
umuzinga w'inzuki	Nesselausschlag
umwaka	Jahr
umwakura	Nerv
umwakuranuko	olfaktorisch
umwana	Kind
umwanda	schmutzig
umwanda	Schlamm
umwano	Stöhnen
umwanya	Intervall
umwe mu mihore y'ikibuno	gluteal; glutäal
umwenge	Öffnung; Mündung
umwenge w'inkari	Gang; Harnröhrenöffnung
umwenge w'inkari; uruyariro	Harnröhrenöffnung
umwenge y'izuru; umuheha w'izuru	Nasenloch
umweru	weiß
umwijima	Leber
umwikubekabiri	Quadratwurzel
umwimerere	atypisch
umwingo	Kropf; Struma
umwingo	Schilddrüsen-Krankheit
umwino	Dosis der Medizin durch Einlauf (Klistier)
umwobo	kleiner Riss
umwoyo	Rektum
umwuka	Luft
umwuka	Atem
umwuka	Ozon
umwuma	Dehydratation

Kinyarwanda	Deutsch
urubanza	Gehör; Hören
urubavu	Rippe
urubibi	Demarkation
urubori	Stich
urubuto	Nachkommenschaft
urufuro	Blase
urufuro	Schaum
urugero	Menge
urugohe (ingohe)	Augenwimper.
uruguma	Schnitt
uruhago	Harnblase
uruhago nwienka ni; uruhago rw'inkari	Harnblase
uruhande	Seite
uruhanga	Vorderhaupt; Stirn
uruhekenyero	Unterkiefergelenk
uruhinja	Baby
uruhinja	Säugling; Kleinkind
uruhitwe; impiswi	Diarrhö; Durchfall
uruhu	Dermis; Haut
uruhu	Haut
urukebu	einen steifen Nacken
urukebu	Tortikollis; Schiefhals
urukenyerero	Taille
urukerera	Impetigo contagiosa ;Eiterflechte
urukingo	Vakzine
urukiryi	Rückenmark
urukogoso; urushyi rw'ukuboko	Schulterblatt
urukondo	Affinität
urukweto	Schuh
urumeramusatsi	Kopfhaut
urumcza	Gänsehaut
urumogi	Kannabis
urunyo	Made
urupfu	Tod
urura	intestinal
urureka	Entzug
ururenda	Mukus; Schleim
ururimi	Zunge
ururo runini	Dickdarm
ururo rw'amuta	Dünndarm
urusenge rw'akanwa	Gaumen
urushinge	Nadel
urushinge	Spritze
urushwima	Aszites
urushyi	Handfläche
urusobe nyadusoko	endokrin
urusoro	Embryo
urusoro	Fötus

Kinyarwanda	Deutsch
urusorongo	sparsam
urusya; insya	Byssus
uruta	Bauchfell
urutambi	Dochtdrainage
urutezi	Perineum; Damm
urutezo	Hymen
uruti rw'umugongo	Rückgrat
uruti rw'umugongo	Wirbelsäule; Rückgrat
urutirigongo	Wirbelsäule; Rückgrat
urutoke (intoki)	Finger
urutoke cyangwa ino	Finger; Zahl
urutugu	Schulter
uruzi rw'inda	Fruchtwasser
urwagashya	Milz
urwano, inkoro	Schlüsselbein
urwara	Fingernagel
urwara	Nagel
urwara rw'ino	Zehennagel
urwaragurika; urwaye	kraftlos
urwasaya rwo hejuru	Oberkiefer
urwayaya	Bronchus
urwaye isukari	Diabetiker
urwego	Neugrad
urwego rw'amaraso	Blutgruppenserologie
urwibutso	Gedächtnis
urwoya	Körperhaar
urwubati	Scheide; Hülle
urwungano	Organ
urwungano rw'ibyara	urogenital
urwungarw'ihumeka	respiratorisch
urwunngano rw'inkari	Harntrakt
ushaje	obsolet
utuherehere	Chalazion; Hagelkorn
utwarira indyo	rechtshändig
uwano ; umuseke w'ukuboko	Klavikula; Schlüsselbein
uwazitswe	komatös
uwiga iby'indwara zo mu mutwe	Psychologe
uwitonze	einzeln
VIH/SIDA	humanes Immundefektvirus
w'ubwenge buke	schwachsinnig
waheze mu buriri	bettlägerig
weruye (Vuga weruye.}	deutlich (deutlich sprechen);
y'umutima	Herzmittel
yica	verhängnisvoll
yumvikana	umfassend
zahabu	Gold
zeru	null
zona	Zoster

88

Kinyarwanda	Deutsch
inda	Abdomen, Bausch
kidasanzwe	aberrierend
gutsinda uruhenu	abflachen
ikijigu	abgebrochenen Zahn
ugukura	Ablatio
isezerano	Abmachung
kugabanuka	Abnahme
kidasanzwe	abnorm
ukuva amashira (igituba)	abnorme Ausfluss
inda yavuyemo; ugukuramo inda	Abortus
ugukuramo inda	Abortus artificialis
kureka	absagen
agatsinsino	Absatz; Ferse
gukaza	Abschnürung; Konstriktion; Einschnürung
ibura	absesenheit von
kumanuka	absteigend
ikibyimba	Abszess
kurindira	abwarten
igitsi	Achillessehnen-reflex
ukwaha	Achselhöhle
ukwaha	Achselhöhle
indwara y'ibiheri byo mu maso	acne vulgaris
ingoto	Adamsapfel
ubwicanyi	Aderlaß
ukurasa umutsi	Aderlass
simfite umuriro	afebril
kwemeza	Affekt
urukondo	Affinität
umurawanyi	Aggression
igishyika	Agitiertheit
imibereho mibi	Agonie
ubwoba bwo kujya ahagaragara mu ruhame	Agoraphobie; Platzangst
umuti wica uburondwe n'utundi dusimba	Akarizid
igishishi	Akne
idosiye	Akte
umushinga	Aktivitär
ubuvuzi nkomoka-bushinwa	Akupunktur
nkizabupfamatwiburagi	akustisch
igitaku	akut
inyemi	Albino
ikimera	Algen
inzoga	Alkohol
agatama	Alkoholabhängigkeit
umusinzi	Alkoholisch
ifurutwa	Allergie
isura	Allgemeinbefinden
baringa	Alptraum
umukecuru	alte Frau

89

Kinyarwanda	Deutsch
ano, imyaka y'amvuka, urugero	Alter
umusaza	älter
umusazi	Alzheimer krankheit
ukutajya mu mugongo	Amenorrhö
amibe	Amöbiasis
ikinimfu (guca umwanya w'umubiri)	Amputation
umuzimbwe	Analgeschwür
umuti ugabanya ububabare	Analgetikum; Schmerzmittel
bisa	analog
kweruruka; ubukeneramaraso	Anämie; Blutarmut
ikinya	Anästhesie
guhuza umubiri	Anastomose
ubucukumbuzi	Anatomie
ibanze	Anfall; Einsetzen
imbwa	Anfall; Krampf
agashangara (c'ikivukano)	angeborene Syphilis
ufasha muganga	Angehöriger
guhaza	angemessen
kwandura	angesteckt zu werden
amaganya; impungenge	Angst
guhanda, kuboba	Angst zu haben
ubuhindigiri	Ankylose; Gelenksteife
ikosora	Anpassung
gusuma	anschwellen
kubyimba	anschwellen; aufblühen; schwellen
kwandurika	ansteckend; kontagiös
akigoro	Anstrengung
uhanganye	Antagonist
umuti y'inzoka	Anthelmintikum
iragara	Anthrax; Milzbrand
antibiyotiki	Antibiotikum
umuti wuburozi	Antidot; Gegengift
imbambizi	Antikörper
icyomoro	Antiseptikum
innyo	Anus; After
ruboroga	Aorta
ubujunjame	Apathie
isonga	Apex
kutafungura	Aphagie
ukugobwa ururimi	Aphasie
ishyira	Appendix; Blinddarm
ishyira umugereka	Appendizitis
ubwenge	Apperzeption
apeti; ipfa uburyoherwe	Appetit
kuringanira	Aquilibrium; Gleichgewicht
ukuboko	Arm
gukonyoka	Armbruch

90

Kinyarwanda	Deutsch
umujyana; umumisha	Arterie
rubagimpande; indwara ifata amahuriro y'amagufwa	Arthritis; Gelenkentzündung
cy'ubukorikori	artifiziell; künstlich
umuganga	Artz
ivuriro	Ärztezentrum
kuvura	ärztliche Behandlung geben
inzoka yo munda	Ascaris lumbricoides
ukuzibiranwa	Asphyxie
asima; ubuhwemo	Asthma
urushwima	Aszites
umwuka	Atem
guhumeka	atem; respirieren
gusamaza	Atemzugvolumen
inkomoko	Ätiolgie
guhwera	atmen eigenen letzten Atemzug
ubunyunyke	Atrophie
kugabanuka kw'inda ibyara	atrophische Vaginitis
umwimerere	atypisch
kandi, ndetse, na	auch
igipimo c'amatwi	Audiometrie
kwaduka	Aufflackern
idoma; umudigi	aufgeblähten Bauch
ikibyimba	Aufgedunsensein
isenywa	Auflösung
kuba maso	aufmerksam
guturika	aufplatzen
gihagaze	aufrecht
kwifatanya	aufrechterhalten
inyunyuza	Aufsaugen
ukuboneka	Auftreten
imisusire	Auftreten; Erscheinungsbild
ijisho (amaso)	Auge (Augen)
igisike	Augenbrau
amadarubindi; amalineti	Augengläser
ubuvuzi bw'amaso	Augenheilkunde
ikigohe	Augenlid.
kumugara imisi yumva ikoresha amaso	Augenmuskellähmung
urugohe (ingohe)	Augenwimper.
ugutwi	Auricula;Ohrmuschel
gutitira	aus Angst zittern
guhumeka hanze	ausatmen
umuhengeri (umwaduko w'indwara)	Ausbruch
imbaraga umuhate	Ausdauer
ukwa	auseinander
gushira	ausgeschöpft
gusuzuma	Auskultation
gutsembatsemba	ausrotten

91

Kinyarwanda	Deutsch
imvugo ubuhamya bwaditse	Aussage
ibibembe	Aussatz; Lepra
cya kure	außergewöhnlich
cy'inyuma	äußerlich
purize	Aussparung (Augenhöhle)
kokoza	ausstatten
gukama	Austrocknung
igenagaciro	Auswertung
amacandwe	Auswurf
kunyunyuka	Auszehrung
kwambura	ausziehen
isuzumwary'umurambo kugira ngo bamenye icyishe nyirawo	Autopsie; Leichenschau
ubukarihe	Azidität
uruhinja	Baby
ikijigo	Backenzahn
kwiyuhagira	Baden
bagiteri	Bakterien
umubavu; ipomade	Balsum
mazizi; akayoga	Bananenbier
igipimisho	Bandmaß
inzoka zo mu nda; igifwana	Bandwurm
umuhishwa; umudigi	Bauch-Schwellung
uruta	Bauchfell
umukondo	Bauchnabel; Nabel
igihumekerwamo	Beatmungsgerät
imisumbi	Becken
ubukene	Bedarf
ubusa	bedeutungslos
ibyangijwe	Beeinträchtigung
itwita	Befruchtung
ubushobozi	Begabund
kumva	begreifen
gutwalira intandi	Beidhändig
ukuguru	Bein
kidashobora gukoreshwa	belanglos
umubyibuho	Beleibtheit
igitekerezo	Bemerkung
amitwara gipfura	benigne
isereri	Benommenheit; Schwindel
ikiranga	berechtigen
kuramukwa	bereit zu gebären (haben die Wehen)
kudedemanga	beschimpfend
guhihibikanyw	beschleunigen
igitsina cyumugabo gisiramuye	beschnittenen Penis
amakenga	Besorgnis
guhahalika; kudugarara	besorgt
kugubwa neza	bessergehen

92

Kinyarwanda	Deutsch
cyashoberanye	beteiligt
igikorwa cyo kubaga; imikorere	Betrieb; Bedienung
uburiri	Bett
waheze mu buriri	bettlägerig
kugomera	Bettlägerigkeit
ishuka	Bettlaken
ishuka	Bettzeug
umusanzu	Beurteilung
ufite ubwenge	bewusst
intere	Bewusstlosigkeit
intere	Bewusstseinsverlust
amahuriro	Beziehung
byerkeranye	bezogen auf
isomero	Bibliothek
inzoga, ibyeri	Bier
kuvura	bieten medizinische Behandlung
ifumbi c'ijisho	Bindehautenzündung
ikinyabuzima	Biologie
kugana	bitterer Geschmack
ikizigira	Bizeps
urufuro	Blase
bururu; bisa n'ijuru	blau
indemere	Blei
ugucuyura	Bleichmittel
ibinyonga	Blendung
imitezi	Blennorrhö
inkobore	Blepharitis; Lidrandentzündung
indoro	Blick
kwitegereza	Blick
amayeri	blind
impumyi	Blinde
ubuhumyi	Blindheit
ihumbaguza	blinzelnd
amaraso	Blut
itembera ry'amaraso	Blutdruck
umusundwe	Blutegel
kuva amaraso	bluten
umuheha w'amaraso	Blutgefäß
urwego rw'amaraso	Blutgruppenserologie
umutsi	Blutstrom
agasoro	Blutzellen
ubushye	Brandwunde
ikigina	braun
imiti urutsa	Brechmittel
guhaga umutima	Brechreiz
ibesani	Brechschale
ubwaguke	Breite
intego	Bremskoltz; Ziel

93

Kinyarwanda	Deutsch
amadarubindi	Brille
kuzana	bringen
gakonkwa; urwaye imiyoboro yo guhumeko	Bronchitis
ikigatura	Bronchopneumonie
urwayaya	Bronchus
amakore	Brucellose
kumena	Bruch
ibere	Brust
igikaca	Brustabszess
agasoko kabyara amata	Brustdrüse
igituza	Brustkorb
kanseri y'ibere	Brustkrebs; Mammakarzinom
imashini irerewamo uruhinja	Brutkasten; Inkubator
itama; cyo mu kanwa	bukkal; buccalis
Kugagara umurimi, iminwa urusenge rw'akanwa, akamironko n'ahakegereye	Bulbär-paralyse
inzara nyinshi	Bulimie
uburoso	Bürste; Pinsel
urusya; insya	Byssus
agatsinsino	Calcaneus; Kalkaneus
kalisiyumu	Calcium; Kalzium
umutwe	Caput; Kopf
ubukurugutwa	Cerumen; Zerumen
utuherehere	Chalazion; Hagelkorn
igikorwa cyo kubaga	Chirurgie
umuganga ubaga	Chirurgin
hamiro imitezi	Chlamydieninfektion
kolera; amacinya	Cholera
intangakamere intangakarande	Chromosom
karande; gature	chronisch
ugucumbagira	Claudicatio; Hinken
rero; kuva aha	daher
gusinda	Darm
Birakomeye!	Das ist schwierig!
gusohoka ibitaro	das Krankenhaus verlassen
igikumwe	Daumen
ubugugu	Debilität
kunnya	Defäkation
inenge	Defekt
ubuke	Defizienz
ubumuga	Deformität
kumira	Deglutition; Schluckakt
kurambura	dehnen
amaribori	Dehnungsstreifen
umwuma	Dehydratation
guca umutwe	dekapitieren
ihomvu; amateshwa	Delirium
ubusinzi	delirium tremens

94

Kinyarwanda	Deutsch
urubibi	Demarkation
ibisazi	Demenz
kubaga	den Betrieb auf
Indwara ya dengue	Denguefieber
kijanye n'amenyo	dental
amajune; kugira umushiha	Depression
icyena	deprimiert
ukwima	Deprivation
indwara inzana utuziga tw'umutuku ku mubiri	Dermatophytose
ibihushi	Dermatophytose; Tinea
indwara y'uruhu	Dermatose
uruhu	Dermis; Haut
imbambiramuze	Desinfektion
kuyoberwa	Desorientierung
weruye (Vuga weruye.}	deutlich (deutlich sprechen);
inenge	Deviation; Abweichung
diyabeti	Diabetes mellitus
urwaye isukari	Diabetiker
ikimenyetso	diagnostisch
kubira icuya cane	Diaphoretikum
isapfu	Diaphragma; Zwerchfell
uruhitwe; impiswi	Diarrhö; Durchfall
indyo	Diät
ubucucike	Dichte
igitabazi	Dickdarm
ururo runini	Dickdarm
gukanura	Die Augen zu öffnen
guhumiriza	die Augen zu schließen
gukambya; kubika umutwe	die Stirn runzeln
gukanyiliza	die Zähne zusammenbeißen
indwara yandura byihuse (imfite uburemere) izana umuriro mwinshi (intandara) ikanatera guhumeka biruhanyije no kumira. (ubutembwe)	Diphtherie
kumugara igice c' umubiri	Diplegie
kuvugana	diskutieren
gutandukana mu ngingo	Dislokation
gusesa	Dissemination
urutambi	Dochtdrainage
umuganga	Doktor der Medizin
magirirane	doppelseitig; bilateral
kabiri	doppelt
kijanye 'umugongo	dorsal
ugutanga umuti	Dosierung
umwino	Dosis der Medizin durch Einlauf (Klistier)
isimburana	Drehung
impanga zigiziwe n'abana batatu	Drillinge
icyihutirwa	Dringlichkeit

95

Kinyarwanda	Deutsch
kuba umuja ikiyobyabwenge	Drogenabhängigkeit
umutsi w'ijosi	Drosselvene
imiyoboroankari	Ductus deferens; Samenleiter
kidahagije	dünn; mager
ururo rw'amuta	Dünndarm
guhindurwa kw'imisatsi	dünner werdendes Haar
guhitwa	Durchfall haben
inyota	Durst
kwoza igisabo	Dusche
amacinya	Dysenterie; Ruhr
Indwara yo kubira icyuya; ikimeme	Dyshidrose
kuribwa mu nda; kugubwa nabi	Dyspepsie
Indwara yo kumira	Dysphagie; Schluckstörung
guhumeka nabi	Dyspnöe
ububabare na kunyara	Dysurie
indwara ya Ebola; Ebola irangwa no kuvira imbere no guhinda umuriro	Ebolafieber oder Ebola-Viruskrankheit
ibwene	Eckzähne
cyahise	ehernalig
igi	Ei
umutwe w'imboro	Eichel
umurerantanga	Eierstock
kanseri z'udusabo	Eierstockkrebs (Ovarialkarzinom)
imiyoborantanga	Eileiter; Tuba uterina
guhorota	eine Menge Gewicht zu verlieren
impanga nyampanga	eineiige Zwillinge
gucikanwa	einen Fehler zu machen,
urukebu	einen steifen Nacken
guhindura ipansoma	einen Verband zu ändern
kurangiza	einer Lage gewachsen sein
kubagwa	einer Operation unterziehen
inseseke	Einführung
inzoka yo mu nda	Eingeweidewurm; Helminthe
kunywa imiti	Einnahme von Medikamenten
cyo mu ruhande rumwe	einseitig; unilateral
kwoma	einwilligen
uwitonze	einzeln
rukumbi	einzig
ubutare	Eisen; Fe
amashira	Eiter
kininda amashyira	eiterig
kuzana amashira	eitern
kurangiza	Ejakulation
igipfupfuli; imfunira	Ekchymose
umunyama	Ektropion
Imimerere y'uruhu aho ruba umutuku, rukomeye (rukakaye) biatuma ushaka kuhakanda. (urukerera)	Ekzem

96

Kinyarwanda	Deutsch
indwara y'imidido; umusozi	Elephantiasis
inkokora	Ellenbogen
ubuzime bw'imiyoboro y'amaraso	Embolus
urusoro	Embryo
ipomade	Emolliens
icyorezo gature	Endemie; endemisch
urusobe nyadusoko	endokrin
kanseri za nyababyeyi	Endometriumkarzinom
kubyara	Entbindung
Ababyeyi	Entbindungsstation
Kubaga amara	Enterektomie
indwara yo mumara	Enteritis
ugusohora umurwayi mu bitaro	Entlassung aus dem Krankenhaus
umudendezo; umuti w'ibibazo	Entlastung
kubwa	entsprechend
urureka	Entzug
ifumbi	Entzündung
mugiga yo mumutwe	Enzephalitis
ikiza; icyorezo	Epidemie
umubiri	Epidermis
akameme	Epigastrium
akamironko	Epiglottis; Kehldeckel
igicuri	Epilepsie
igicuro	Epileptischer Anfall
ukwatira mu ibyara	Episiotomie; Dammschnitt
imyuna	Epistaxis; Nasenbluten
ikirunga; ibirutsi	Erbrechen
ikirutsi	Erbrechen
kuruka	erbrechen
kuruka (Nduka inzoka.)	erbrechen
umushyukwe	Erektion
ubutita	Erfrierung; Frostbeule
kuboneka	erhältlich
ukuboneka	Erhältlichkeit
gusokora	erhöhen
kuzura	erholen sich von einer schweren Krankheit
gukira	erholen sich von Krankheit
ifata mu mutwe	Erinnerung
ibicurane	Erkältung
kwihangana	erleiden; ertragen
umuruho; umunaniro	Ermüdung
indyo	Ernährung
gikaze	ernst
isuri	Erosion
insimburangingo	Ersatz; Prothese (Oberschenkelprothese) [Unterschenkelprothese]
ubutabazi bw'ibanze	Erste Hilfe
kuniga	ersticken

97

Kinyarwanda	Deutsch
kuniga	ersticken oder würgen
kwica	Erstickung
kurohama	ertrinken
ugutura umubi	Eruktation
gukanguka	Erwachen
gukomoza	erwähnen
ukureguka	Erweiterung
SIDA	erworbenes Immunmangelsyndrom (AIDS)
SIDA	erworbenes Immunmangelsyndrom (AIDS)
amashure	Erziehung
kurya	essen
akayiko	Esslöffel; Eßlöffel
Kufungura nabi	Eßstörung
inkone	Eunuch
umuheha w'ugutwi	Eustachi-Röhre oder Ohrtrompete
gupfuba umurwayi abyisabiye	Euthanasie
ihungisha	Evakuierung
gufomoza	Eviszeration
gutuma ikintu gikara	Exazerbation
kuzura	Exhumierung
umubyindi; amalyi	Exkrement
inyongera	Expansion
umuti w'inkorora	Expektorans
gucira	Expektoration
ukwirukana	Expulsion; Austreibung
ukuboko cyangwa ukuguru	Extremität
ukuguru cyangwa ukuboko k'umuntu	Extremität
umusesekare	Exzeß
umuryango	Familie
ukuboneza imbyaro	Familienplanung
indwara yo kudatandukanya amabara	Farbenblindheit
igipfunsi	Faust
umubyindi ; amabyi	Fäzes
umuriro	febril
akarengane	Fehlbehandlung
ifuti; ikosa	Fehler
isuku nkeye	Fehlernährung; Mangelernährung; Malnutrition
gukuramo inda	Fehlgebrut; Spontanabort
kure ya	fernab von
kutava	fest
ubudahemuka	festhalten
kugambirira	feststellen
amavuta	Fett
umubyibuho ukabije	Fettleibigkeit
-bisi	feucht
kibobereye	feucht
umuriro	Fieber

98

Kinyarwanda	Deutsch
umuriro	Fieber
gushushirwa	Fieber, um haben
inda	Filzlaus
urutoke (intoki)	Finger
urutoke cyangwa ino	Finger; Zahl
mu ngingo(ingingo y'urutoki)	Fingerknöchel
urwara	Fingernagel
impinga bw'urutoke	Fingerspitze
ifi; isambaza	Fisch
ubusate	Fissur; Spalt
inzibyi	Fistel
gitengeneje	flache; eben
icupa	Fläschchen
icupa, urusaro	Flasche
umusuzi	Flatulenz; Blähung
umusuzi; ubwangati	Flatulenz; Blähung
tifusi	Fleckfieber
umubiri	Fleisch
ugucurwa	Flimmern
imbaragasa	Floh
kibangutse	flott
umuvumba	Fluß; Strom
igihorihori	Fontanelle
gikomeza	fortschreitend
urusoro	Fötus
ikinyoro	Frambösie
ikinyoro	Frambösie
umukorerabushake	Freiwillige
igitotsi	Fremkörper
ubukana	Frequenz; Häufigkeit
uburumbuke	Fruchtbarkeit
uruzi rw'inda	Fruchtwasser
mbere y'igihe	frühreif; vorzeitig
umuti wica ibiyege	Fungizid
umumaro	Funktion
kurwaza	für die Kranken zu kümmern
umususu	Furcht
ikibyimba	Furunkel
gusura	furzen
gusanga	fusionieren
ikirenge	Fuß
kwayura	Gähnen
indurwe	Galle
agasaho	Gallenblase
akabuye kko mu mpyiko	Gallenstein
agatembadurwe	Gallenwege
intanga	Gamet
imvubura	Gang; Durchgang

99

Kinyarwanda	Deutsch
umwenge w'inkari	Gang; Harnröhrenöffnung
umufunzo	Gangrän
urumeza	Gänsehaut
ukubaga igifu	Gastrektomie
cyo mu gifu	gastrisch
indutsiimpiswi	Gastroenteritis
urusenge rw'akanwa	Gaumen
igipfuko; ibendege	Gaze; Verbandmull
kubyara	gebären
kubyara	gebären
inkondo y'umura	Gebärmutterhals
kanseri y'inkondo y'umura	Gebärmutterhalskrebs (Zervixkarzinom)
kanseri yo mu mura	Gebärmutterkrebs (Endometriumkarzinom)
kuvuka	geboren werden
ivuka	Geburt
ivuka; ukubyara	Geburt
ukubyara	Geburt; Partus
isabukuru y'amavuka	Geburtsdatum
umuganga w'abagore	Geburtshelfer
ubumenyi mu kubyaza	geburtshilflich
kuramukwa	Geburtswehen
urwibutso	Gedächtnis
kwihangana	geduldig zu sein; ohne Eile zu sein
gihire	geeignet
impuha	Geflüster
kuvugaruza	Gegenanzeige
kidasobanutse	gegensätlich
umutontomo	Gegrunze
imbogamizi	gehemmt
kugenda	gehen
ubwonko	Gehirn; Hirn
urubanza	Gehör; Hören
umuhora w'ugutwi	Gehörgang
gusara	geisteskrank
ubusazi	Geisteskrankheit
ubusazi	Geisteskrankheit; Wahnsinn
ikiremba	gelähmt
umuhondo	gelb
ingingo	Gelenk
ingingo	Gelenk; Articulatio
rusange	gemeinsam
amarangamutima	Gemütsbewegung
intangakamere	Gen
cya rusange	generell; allgemein
igikanu	Genick
igikoresho	Gerät; Ausstattung
igitutsi	gering

Kinyarwanda	Deutsch
ububani	Geruch; Duft
amatako (itako); amabuno	Gesäß
ikibuno	Gesäßmuskel; Glutealmuskel
igitsina cy'abantu	Geschlecht
ibyago (ibyorezo) bikwirakwizwa n'imibonano mpuzabitsina	Geschlechtskrankheit
indwara zo mu myanya ndangabitsina	Geschlechtskrankheit
ibitsina	Geschlechtsorgane; Genitalien
ugusambana	Geschlechtsverkehr
gifunze	geschlossen
imirorere	Geschmack
umuvandimwe	Geschwister
kibyimbye	geschwollen Bauch
igisebe; ibisebe	Geschwür; Ulkus (Zwölffingerdarmgeschwür)
isura	Gesicht
-zima (muzima) {Ni muzima.}	gesund
ubuzima	Gesundheit
gukora ibishoboka byose ngo	gewährleisten
ireme; uburemere	Gewicht
kubyibuha	Gewichtszunahme
ingendo	Gewinn; Zunahme
akageni	Gewohnheit; Angewohnheit
inyonjo	Gibbus
ubucabiranyi	Gift
uburozi	Gift
indwara y'ifumbi y'amenyo	Gingivitis; Zahnfleischentzündung
isima bashira ku mvune	Gips; Abdruck
hamwe	gleich
bikorewe rimwe	gleichzeitig
umwe mu mihore y'ikibuno	gluteal; glutäal
zahabu	Gold
uburagaza; imitezi	Gonorrhö; Tripper
imva	Grab
ugukika	Gravidität extrauterine
umusaza	Greis
kwizingira	Griff
ibicurane	Grippe; Influenza
kugagara k'umusokoro w mu ruti rw'umugongo bajya bita indwara ya Landiri	Guillain-Barré-Syndrom
umukandara	Gürtel
ijwi rituruka mu muhogo	gutteral
kabutindi	Haarig
ankilositome inzoka yo mu nda	Hakenwurm
igice	halb
icya kabiri	Halbwertszeit
ubusazi	Halluzination
ikiyobyabwenge	Halluzinogen

101

Kinyarwanda	Deutsch
umuganga buvura indwara zo mu gutwi, mu mazuru no mu mihogo	Hals-Nasen-Ohrenarzt
ijosi	Hals; Nacken
anjine	Halsschmerzen
amacyinya	Hämatochezie
umuvu w'amaraso	Hämorrhagie; Blutung
indwara ya karizo	Hämorrhoiden
ikiganza	Hand
incamake	Handbuch
urushyi	Handfläche
ubujana	Handgelenk
ifurebantoki	Handschuh
ijanja; urushyi	Handteller; Handfläche; Palma
uruhago	Harnblase
uruhago nwienka ni; uruhago rw'inkari	Harnblase
umwenge w'inkari; uruyariro	Harnröhrenöffnung
urwunngano rw'inkari	Harntrakt
gitunguranye	hastig
igihere	Hauswanze
uruhu	Haut
amahumane	Hautausschlag
amashuya	Hautausschlag
kanseri y'uruhu	Hautkrebs
igisebe	Hautläsion
umubyaza	Hebamme; Entbindungspfeger
kuzamura	heben
umusemburo	Hefe
gukira, gukiza, kuvura	heilen
gukiza	heilen
umuti ukiza	Heilmittel
umuti	Heilung; Kur
kirushya ibona	heimtückisch
gishyushye cyane	heiß
gifite amakaraza	heiser
itara	hell
emipleji	Hemiplegie; Halbseitenlähmung
kurwara umujimo	Hepatitis
ikurwaho	Herausnahme
gushyira ahabona	herausplatzen mit
ikirusu	Hernie
igisereka	Herpes
tumenyereye	Herpes simplex
ahagana	herum
umutima	Herz

102

Kinyarwanda	Deutsch
iyumvikana ry'amajwi adasanzwe mu mutima, rimwe na rimwe nk'ikimenyetso cy'imimerere (imikorere) mibi (amakemwa) yawo.	Herzgeräusch
indwara y'umutima	herzinfarkt
ibibazo by'umutima-Indwara z'umutima	Herzkrankheit
y'umutima	Herzmittel
ugutera kw'umutima	Herzschlagen
umupfumu	Hexendoktor
ubuvunnyi	Hilfe
kuryama	hinlegan
cy'inyuma	hinterer; posterior
hepfo	hinunter
kubara	hinzufügen
kanseri y'ubwonko	Hirntumoren
ukugira imisatsi myinshi	Hirsutismus
ubumenyi bw'ingirabika	Histologie; Gewebelehre
cyo hejuru	hoch; hohe
ibya (amabya)	Hoden
kanseri yo mu mabya	Hodenkrebs (Hodenkarzinom)
uburebure	Höhe
iminsi	hohes Alter
isenga	Höhle
inkaburadusoko	Hormon
ihembe	Horn
ikinyankinya	Hüfte; Haggebutte
inyonga	Hüftgelenk
VIH/SIDA	humanes Immundefektvirus
ikizigira; umuseke w'urwano	Humerus; Oberarm
inzara	Hunger
umuterahejuru	Hungerustand; Hahrungsentzug
gukorora	husten
inkorora	Husten
ikimanye	Hybride
uguhehera	Hydratation
uburwayi bwo gutinya amazi	Hydrophobie
imisuha	Hydrozele
amakore	Hygrom
urutezo	Hymen
isukari indengarugero mu maraso	Hyperglykämie
kuwiza icyuya cane	Hyperhidrose
indwara yo gukanyarara umubiri	Hyperkeratose
indenzambono	Hypermetropie; Übersichtigkeit
ukwibuka birenze urugero	Hypermnesie
umuriro	Hyperpyrexie
uhora yibwira ko arwaye	Hypochonder
ugukuramo nyababyeyi	Hysterektomie
indwara y'unkundo	Hysterie
umuhondo	Ikterus; Gelbsucht

103

Kinyarwanda	Deutsch
mbere	im Voraus
udafatwa n'indwara	immun
urukerera	Impetigo contagiosa ;Eiterflechte
uburemba	Impotenz; Zeugungsunfähigkeit
umunengetsi	Indolent
indwara ya Peyironi	Induratio penis plastica
kidakuze	infantil
ifumbi; kiboze	Infektion
indwara zandura	Infektionskrankheiten
ukumira	Ingestion; Aufnahme
ibirimo	Inhalt; Gehalt
gutera urushinge	Injektion
amateshwa	inkohärent
iyongerwa	Inkrement
mbere mu	innen
ugutwi kw'imbere	Innenohr
genda ku bitaro	ins Krankenhaus
kurumwa (kurwinga) n'agakoko (agasimba)	Insektenstich
ubutahwe	Inspiration; Atemzug
kigenda kikagaruka	intermittierend
umwanya	Intervall
cyo mu mara	intestinal
urura	intestinal
cyo mu ngingo	intraartikulär
cyo mu ruhu	intradermal
cyo mu gihanga	intrakraniell
cyo mu muhore	intramuskulär
kibera muri nyababyeyi	intrauterin
agapira; inkongoza	Intrauterinspiral
cyo mu bwonko	intrazerebral
amahano	Inzest
akarango	Inzision; Schnitt
imbengeza; ijisho	Iris; Regenbogenhaut
akato	Isolation; Absonderung; Isolierung
kuremba	ist am Rande des Sterbens
ndetse	ja sogar
umwaka	Jahr
kimaze igihe kirekire	jahrelang
buri mwaka	jährlich
ikinyacumi	Jahrzehnt
hirya	janseits
buri	jede
iminsi yose	jeden Tag
ubugengeri; ubuheri	Jucken; Krätze;
kikiri gito	Jugend
ubugimi; ubukumi	Jugend
inkumi (umusore)	jugendlichen weiblichen (männlichen Jugendlichen)
-to	jung

104

Kinyarwanda	Deutsch
irungu; kunkunyuka	Kachexie
umupfu	Kadaver
kubagwa kugirango umwana aboneke.	Kaiserschnitt
imbeho	kalt
gukonja {Ndakonje.}	kalt sein (ich bin kalt.)
gikonje	kalt; kühlen
ubukonje	Kältegefühl
amasurura y'ishisho	Kammerwasser
urumogi	Kannabis
agatsi	Kapillare
ishaza ryo mu jisho	Kararakt
ubuhanga ku mutima n'indwara zawo	Kardiologie
indwara y'umutima	Kardiomyopathie
ukubora kw'amenyo	Karies
umutsi w'ijosi	Karotis
gukona	Kastration
indwara y'amaso	Katrrah
guhekenya, gutapfuna, kumeca	kauen
kirakaza	Kaustikum
ivirusi	Keim
ibya ; umurerantanga	Keimdrüse; Gonade
kijanye n'umutwe	kephalisch
intima	Kern
itabaza	Kerze
kokelishe	Keuchhusten; Pertussis
ijigo; umusaya	Kiefer
umwana	Kind
ibitaro by'abana	Kinderkrankenhaus
ubwana	Kindheit
akananwa, akarevuro, akasakusaku	Kinn
umusego	Kissen
umusego	Kissen
cyasamye	klaffend
uburwayi	Klage
itangazo	Klappensegel
indwara yo gutinya ahantu hakinze cyangwa hafundanye	Klaustrophobie
uwano ; umuseke w'ukuboko	Klavikula; Schlüsselbein
umwobo	kleiner Riss
impiri y'urukiryi	Kleinhirn
incuke, inshuke	Kleinkind; Kinder im Alter von 1-3 Jahren
ivuriro	Klinik
isuzumwa	klinische Untersuchung
rugongo	Klitoris
ivi	Knie; Genu
intege	Kniekehle
gupfukama	kniend

105

Kinyarwanda	Deutsch
ingasire y'ivi	Kniescheibe
akagombambari	Knöchel
kubyimba amaguru	Knöchelödem
igufa	Knochen
umusokoro	Knochenmark
ipfundo	Knoten
ishyundu	Knoten
ubumenyi	Kognition
kuryamana	Koitus
kokayine	Kokain
terimosi	Kolben; Flasche
kubaga amara	Kolektomie
indwara y amara	Kolitis
igitabazi	Kolon; Colon
umuhondo	Kolostrum
intere; urusokozo	Koma
uwazitswe	komatös
iyegerana	Kompression
agakingirizo; ikapote	Kondom
kuganira	Konfabulation
amahane; impaka	Konflikt
kivukanywa	kongenital
igihene	Konjunktiva; Bindehaut
kugira isangaya ryo mumutwe	Konkussion; Erschütterung
ingaruka	Konsequenz
buri gihe	konsistent
igise	Kontraktionen
imbuzasama	Kontrazeptivum
umukirage	Kontusion
insimbyi	Konvulsion
ihuriro	Konzentration
gusama inda	Konzeption; Empfängnis
umutwe	Kopf; Haupt
imvuvu	Kopfgrind; Kopfschuppen
umusatsi	Kopfhaar
urumeramusatsi	Kopfhaut
uburibwe bw'umutwe	Kopfschmerzen
kuryamana	Kopulation
urwoya	Körperhaar
ugusuzuma imikorere y'umubiri	körperlisch Untersuchung
gukomera	kräftig
urwaragurika; urwaye	kraftlos
imvune	Kraktur; Bruch
ikinya; imbwa	Krampf
kumva urwaye; gufatwa n'indwara	krank fühlen
kurwara	krank zu sein
kuwara (Ndarwaye.)	krank zu sein (ich krank bin.)

106

Kinyarwanda	Deutsch
umurwayi	kranke
umurwayi	Kranke; Patient
ibitaro	Krankenhaus
umuforom (umuforomokazi)	Krankenschwester; Pflegeperson
akazongwe	krankes Kind
indwara	Krankheit
indwara	Krankheit; Morbus; Erkrankung
indwara	Krankheit; Unwohlsein
igikaravu	Kratzen; Schramme
indwara indakira; kanseri	Krebs; Karzinom
ubumara	Kretinismus
kuribwa umugongo	Kreuzschmerz
agatereranzamba	Krise
umwingo	Kropf; Struma
amabekire (imbago)	Krücken
amaguru y'imiheto	krummbeinig; Genu varum; O-Bein
ikimuga, ikirema	Krüppel
amagaragamba	Kruste; Borke
mugiga ku SIDA	Kryptokokkenmeningitis
inyenzi	Küchenschabe
amata	Kuhmilch
inka ry'amata	Kuhmilch
umubabaro; agahinda	Kummer
amenyo y'umusimbura (amenyo y'amakorano)	künstliches Gebiß
umuringa	Kupfer
irungu; bwaki	Kwashiorkor
inyamunwa	labial
umushino; umusundi	Labium
imigoma	Labium majus
imishino	Labium minus
aho bafatira amaraso	Labor
igombe	Labyrinth
kumwenyura	lächeln
kutwenga	lachen
pararizi; ubugagare	Lähmung; Paralyse
cy'amarira	Lakrimal
uguhembera	Laktation
icyuho	Lakune
igice	Länge
buhoro	langsam
akaniga	Laryngitis
inkanka	Larynx
cy'iruhande	lateral
inda	Läuse
akazuyazi	lauwarm
ubujyakera	Lebensdauer
icyizere cy'ubuzima	Lebenserwartung

107

Kinyarwanda	Deutsch
kigikoreshwa	lebensfähig
ubuzirongwe	Lebensmittelvergiftung
imyaka	Lebenszeit
umwijima	Leber
ingaragu	ledig
kumeneka	leer
umurambo	Leiche; Kadaver
uburuhukiro	Leichenschaushaus
ubucukumbuzi	Leichensektion
koroha	leicht
kubabara	leiden; klagen
kore	Leim
imisumbi	Leistengegend
ibibembe	Lepra
uburezi	Lernen
umugore ugirana n'undi mugore	Lesbe
cyicana	letal
umunaniro	Letalität
impera	letzte
kibengerana	leuchtend
iruba	Libido
ikigonyi	Liddrüsentzündung
ibikoresho	liefert
umurya; umutsi	Ligament; Band
koroshya	lindern
gukira	lindern; ausgleichen
ibumoso	links
ikinyamatuva	Lipid
umunwa mubi	Lippenspalte
Amazi yo muruti rw'umugongo	Liquor cerebrospinalis
uburimi	Lispeln; Sigmatismus
ikibanza	Lochien; Wochenfluss
guhambuka	locker; frei
ikiyiko	Löffel
gikwiranye n'igihe	lokaliseirt
ikiyengesha	Lösungsmittel
umwuka	Luft
humeka nabi	Lufthunger
igihogohogo; umuhogo ucamo umwuka	Luftröhre
kuribwa umugongo	Lumbago
igihaha	Lunge
kanseri yo mu bihaha	Lungenkrebs
umuyoboro w'amagege	lymphatisch
inturugunyu	Lymphknoten
umupanga	Machete
urunyo	Made
igifu	Magen
ipfurutagifu	Magenschleimhautentzündung

108

Kinyarwanda	Deutsch
agaheha nkuruzi	Magensonde
rukuruzi	Magnet
gifite rukuruzi	magnetisch
ikizinga	Makel
indwara y'umutwe munini; rwagihanga	Makroencephalie
indwara y'ururimi runini	Makroglossie
malariya; ubuganga	Malaria
cy'ububisha	maligne
imoko	Mamille; Brustwarze
akageso	Manie; Tobsucht
kigaragara	manifest
umugabo	Mann
ubwangavu (ubugimbi)	männliche Pubertät (weibliche Pubertät)
irungu; ubuzingame	Marasmus
marijuwana; urumogi	Marihuana
igipimo	Maß
iseru	Masern
ikirundo	Masse
kubaga ibere	Mastektomie
guhekenya	Mastikation; Kaubewegung
ifumbi	Mastitis
inzibyi	Mastoiditis
matora; igidora	Matratze
uburenge	Maul- und Klauenseuche
ikiyobyabwenge	Medicakment; Droge
umuti, idagara	Medikation
umuti	Medizin; Heilkunde
ubwonko bw'ingusho	Medulla oblongata
umususwe	Mekonium; Kindspech
urugero	Menge
ubunihura, mugiga	Meningitis
guca imbyaro; icura	Menopause
umuntu	menschlich
kuba mu mugongo	Menstruation
ibibazo bijyagucura	Menstruationsbeschwerden
kuba mu mugongo	menstruieren
udafite mu mutwe hazima	mental; geistig
igipimo	Meter (Meßgerät)
kuribwa umutwe; umutwe nyamwasa	Migräne
ivirusi	Mikrobe
ikinyabuzima	Mikroorganismus
kaninira	Mikroskop
ukunyara (kunyara)	Miktion
miligarama	Milligramm
milimetero	Millimeter
urwagashya	Milz
umunota	Minute

109

Kinyarwanda	Deutsch
ukwangiza imyanyandangagitsina	Missbrauch (sexueller Missbrauch)
gutuka	missbrauchen (Beschimpfungen)
gukomerka	mit einem gewickelten
cyo hagati	Mittellinie
ugutwi ko hagati	Mittelohr
Ugutwi kwinyuma	Mittelohr
imihango	Monatsblutung
ubwicanyi	Mord
umuntu uri hafi gupfa	moribund
iyigantego	Morphologie
umubu	Moskito
inzitiramibu	Moskitonetz
kinaniwe	müde
ururenda	Mukus; Schleim
ikibaya	Mulde
ibingiriza	Mumps; Parotitis epidemica
akanwa	Mund
ubwaku	Mundgeruch
ukunuka mu kanwa	Mundgeruch
umutamiro	Mundvol
isohoro	Musculus psoas major (großer Lendenmuskel)
ingufu; umuhore	Muskel
ababoko	Muskelkraft
igicuro	Muskelzuckungen
guhwihwisa	mussitierend
ikibibi	Muttermal
amashereka	Muttermilch
amashereka	Muttermilch
ise	Mykose
uburwayi bw'imihore	Myopathie
ububonahafi	Myopie
umukondo	Nabel
umukondo	Nabel; Umbilicus
umukungwa; urureri	Nabelschnur
inda ya nyuma (ingobyi)	Nachgeburt; Plazenta
urubuto	Nachkommenschaft
izina ry'umuryango	Nachname
gitaha	nächste
akazi ka nijoro	Nachtarbeit
inabi	nachteilig
kubira icuya n'ijoro	Nachtschweiß
akameza ko mucyumba cy'uburiri	Nachttisch
urushinge	Nadel
urwara	Nagel
agacanzara	Nagelknipser
inkegesi	Nagetier
hafi	nah

Kinyarwanda	Deutsch
hafi	nahezu
ibiryo	Nährstoff; Nahrungsstoff
ibiryo	Nahrung
izina	Name; Bezeichnung
inkovu	Narbe
inkovu	Narbe
cyo mu mazuru	nasal
izuru	Nase
imyuna	Nasenbluten; Epistaxis
umwenge y'izuru; umuheha w'izuru	Nasenloch
ikimwira	Nasenschleim
kuva y'igishanga	nässen
gakondo	nativ
iseseme	Nausea; Übelkeit; Brechreiz
ingaruka nabi	Nebenwirkung
inkurikizi	Nebenwirkung
mpakana	negativ
umunyorogoto	Nematode
ukuvanamo impyiko	Nephrektomie
indwara y'impyiko	Nephritis; Nierenentzündung
umuganga ushinzwe indwara z'impyiko	Nephrologe
umwakura	Nerv
umuzinga w'inzuki	Nesselausschlag
akugara nyakiramirase	Netzhaut; Retina
umuvanda; uruhinja	Neugeborenes
urwego	Neugrad
ukubabara mu mitsi	Neuralgie
kitava	nicht perforiert
ikirungurira	nicht- erosiven gastroösophagealen Refluxkrankheit (NERD)
gusinzira	Nickerchen
ishyirwa mu bikorwa	Nidation
impyiko	Niere
icyo mu nda	Nierenkolik
kwitsamura	niesen
gusoma	nippen
ivyihutirwa cane	Notfall
mu ntabarimbabare	Notfallstation
kwiyiriza ubusa	nüchtern; Fasten
zeru	null
kunyara n'ijoro	Nykturie; nächtliches Wasserlassen
impabe	obdachlos
hejuru	oben, über
ikizigira	Oberglied
inono	Oberhaut
urwasaya rwo hejuru	Oberkiefer
umunwa wo hejuru	Oberlippe

111

Kinyarwanda	Deutsch
ikibero; itako	Oberschenkel
igufa ry'itako; ikibero	Oberschenkelknochen
itegeko	obligatorisch
ushaje	obsolet
impatwe	Obstipation; Darmträgheit; Verstopfung
ukububika amazi munsi y'urukoba	Ödem
imvune y'amagufwa	offener Fraktur
kwihandagaza	offensichtlich
iyatura	Offnung
umwenge	Öffnung; Mündung
kunyaragura	oft urinieren
kurabirana	Ohnmacht; kurze Gedächtnisstörung
ugutwi	Ohr
Ugutwi kwimbere	Ohr inneres
ukuva amashira (ugutwi)	Ohrenfluß
amajeli	Ohrensausen
indwara mu matwi	Ohrenschmerz
igishato c'ugutwi	Ohrläppchen
agatwe k'inyuma	okzipital
inkokora	Olekranon
umwakuranuko	olfaktorisch
ikanzu	Operationskittel
iseta	Operationssaal (OP)
umuganga w'amaso	Ophthalmologe
igikoresho kireba imbere mu jisho	Ophthalmoskop; Augenspiegel
ibiyobyabwenge	Opiat; Betäubungsmittel
cyo mu jisho	optisch
nyakanwa	oral
ibinini vyo gukumira	oralen Kontrazeptivums
ikinogori	Orbita
urwungano	Organ
ubuhanga kukosora imiterere y'amagufwa	Orthopädie
umuhogo w'ibiryo	Ösophagus; Speiseröhre
indwara yo koroha amagufwa	Osteoporose
umwuka	Ozon
umuganga w'abana	Pädiater
kugabanya ubukana bw'indwara	palliativ
gukabakaba; gusuzumisha intoki	Palpation
umutima gutera cyane	Palpitation; Herzklopfen
minigo	Panaritium
igihunga	Panikattacke
ifuha; impindura	Pankreas; Bauchspeicheldrüse
kugagara amaguru	Paraplegie
indiririzi	Parasit
inzobere	passend
bidashimishije	passiv
umutsima	Paste; Salbe

112

Kinyarwanda	Deutsch
ingasire y'ivi	Patella; Kniescheibe
igihumanya	pathogen
ubumenyi bw'indwara	Pathologie
cyo mu matako	pelvin
penesiline	Penicillin
imboro; (igitsina cy'umugabo)	Penis
guturubika	Perforation
kiba cyangwa cyita ku gihe cyo kubyara	Perinatologie
urutezi	Perineum; Damm
cyo mu mpande	peripher
ikibara	Peritonitis
ingengamuntu	Persönlichkeit; Charakter
icyuya	Perspiration; Schwitzen
inkorora; kokorishe	Pertussis; Keuchhusten
kuririmba	pfeifen
igipfuko	Pflaster
umurwaza; umufasha	Pflegekraft
ingeri z'amano/ingeri z'intoki	Phalanx
ubumenyi bw'ikoramiti	Pharmakologie
ukora imiti	Pharmazeut; Apotheker
iforomasiyo	Pharmazie; Apotheke
inyenkanka	pharyngeal
gapfura	Pharyngitis
inigajyando	Phimose
indwara yo kubyimba imitsi	Phlebitis
ubwoba	Phobie
koroherwa	physikalisch verbessert werden
ikinini; umuti	Pille
igihumyo; ikiyege	Pilz
agaheha	Pipette
ingobyi	Placenta; Mutterkuchen
gushoka ry'ingobyi	Plazentaaustreibung
ubukire	Plethora
kunanguka	plötzlich sterben
umusonga	Pneumonie
gutera indihaguzi	pochen
ubushita	Pocken
imbasi	Poliomyelitis
amaroto	Pollutio
kunyaragura	Polyurie
gikorwa mbere yo kubyara	pränatal
indenzambono shabukuru	Presbyopie; Alterssichtigkeit
impamyashusho	Probe
iperereza	Probensammeln
ikibazo	Problem
gahunda	Programm
uburyo bwo kubuza indwara	Prophylaxe

Kinyarwanda	Deutsch
maraya	Prostituierte
guca intege	Prostration
gusembura	provozieren
amahumane	Prurigo
kwishinyagura	Pruritis; Hautjucken
ise	Psoriasis; Schuppenflechte
ubuvuzi bw'indwara zo mu mutwe	Psychiatrie
uwiga iby'indwara zo mu mutwe	Psychologe
ubumenyamifatire	Psychologie
inkomanga	Psychose
ubwangavu	Pubertät
okayine	Puder
cy'ibihaha	pulmonal
umutima w'iryinyo	Pulpa
imiterere y'umutima	Puls
imboni	Pupille
umwikubekabiri	Quadratwurzel
akinjiro; impagarara	Qual
akato	Quarantäne
gukamura	quetschen
igisebe; imfunira	Quetschung
amaraka	Rachen; Pharynx
umuhogo	Rachen; Schlund
isazi	Rachenmandelwucherungen
ubuhenjagufwa	Rachitis
kugagara ikiganza	Radialisnervlähmung
imbago	Rand
ibisazi	Raserei
kubwiriza	raten
imbeba	Ratte
kunyura itabi	rauchen
igihumbi	Rautenmuskel, Rhomboidmuskel
igisibizo	Reaktion
fagitire	Rechnung
ibiryo	rechts
utwarira indyo	rechtshändig
kuruka	Regurgitation
ubwumvikabuke	Reibung
bikurikiranye	reihenmäßig
gusuzuma witonze	Reihenuntersuchung
isesemi	Reisekrankheit
kweza	reizen
umukiruko	Rekonvaleszenz
cyo mu nnyo	rektale
umwoyo	Rektum
kuzana byose	Rektumprolaps

114

Kinyarwanda	Deutsch
ubwiramire	Remission
urwungarw'ihumeka	respiratorisch
ikurwaho	Retraktion
ingobyi y'abarwayi; ambilansi	Rettungswagen
rubagimpande	Rheumatismus
ugusuzuma ma mazuru	Rhinoskopie
injyana	Rhythmus
kidafite impumuro	riechend
igihangange	riesig
kinicyane	riesig
impeta	Ring
urubavu	Rippe
igiciro	Rippe; Kosten
agakeka	Risse in die Haut
ikirango	Robbe; Siegel
igare ry'abamugaye	Rollstuhl
ifoto yo mu cyuma	Röntgenstrahl
gutukura	rot werden
umugongo	Rücken
urukiryi	Rückenmark
ugusubira	Rückfall
kimputu	Rückfallfieber
uruti rw'umugongo	Rückgrat
ikiruhuko	Ruhe; Rast
ikinyeteri	ruhig
gutura umubi	rülpsen
igihimba	Rumpf
intego	Säge
impomade	Salbe; Unguentum
umunyu	Salz
imiyoboramasohoro	Samenblase; Vesicula seminalis
spermatic cord	Samenstrang
inganzabuzi	Sättigung
aside	Säuer
kubiha	sauer
ogisijene	Sauerstoff
konka	saugen
konsa	säugen
uruhinja	Säugling; Kleinkind
ubutoya	Säuglingsalter
igihanga	Schädel
gukomeretsa	schädigen
igikomere; imvune	Schädigung; Verletzung
gusohoza	schaffen
amatamatama	Schafsmilch
ijwi	Schall; Ton
induru y'ibinyoro	Schanker
uburagaza	Schankroid

115

Kinyarwanda	Deutsch
indwara y'abana yandura itera gufungana mu mihogo, kuzamuka k'ubushyuhe bw'umubiri (indandara, umuriro) n'amabara y'umutuku ku mubiri	Scharlach
umushitsi	Schauer
urufuro	Schaum
ifuro	schäumend
ibango	Scheibe
urwubati	Scheide; Hülle
umukasi	Schere
igitera	Schicht; Lage
kureba imirari	schielen
umurundi; ruseke	Schienbein
umurundi; ruseke	Schienbein
ingabo	Schild; Hülse
umwingo	Schilddrüsen-Krankheit
indwara ya bilariziyozi	Schistosomiasis; Bilharziose
kwamana ubwoba wicura abansi n'ibikugirira nabi	Schizophrenie
ibitotsi	Schlaf
gusinzira	schlafen
gusinzira	schlafen
kirekuye	Schlaffheit; Lockerung
indwara y'umusinziro nyafurika	Schlafkrankheit
gutunaguza	Schlaflosigkeit
gitera ibitotso	Schlafmittel
igitosi	Schläfrigkeit
kutabona ibitotsi	Schlafstörung
umwanda	Schlamm
inzoka (ubumara)	Schlange (Schlangengift)
igikororwa	Schleim
gufunga; gukinga	schließen
umukaturo	Schlinge
kurira	schluchzen
isepfu	Schluckauf
kumira	schlucken
urwano, inkoro	Schlüsselbein
ububabare si cyane	Schmerz
ububabare	Schmerz
kibabaza	schmerzhaft
umwanda	schmutzig
guhilita	schnarchen
iryinyo ry'imbere	Schneidezahn
kwimyira	schneuzen
uruguma	Schnitt
kwinukiriza	Schnüffeln
ukuzikwa	Schock
gutabaza	schreien

116

Kinyarwanda	Deutsch
intambwe	Schritt
intambwe	Schritt; Gang
urukweto	Schuh
urutugu	Schulter
kuvunika ku rutugu	Schulter ausgerenkt
urukogoso; urushyi rw'ukuboko	Schulterblatt
ahagerwa n'isasu ry'imbunda isasu	Schußwunde
kuzunguza	schütteln
kuraba	schwach
ubushobozi	Schwäche
w'ubwenge buke	schwachsinnig
icyangwe	Schwamm
gutwita	schwanger
gutwita	Schwangere
inda; uguhaka	Schwangerschaft
ukugira inda; ugutwita	Schwangerschaft; Gravidität
kugenda udandabirana	schwanken
igikara	schwarz
icyuya	Schweiß
ububyimba	Schwellung
umubyimbyi	Schwellung; Geschwulst
gikomeye	schwer
kibyibushye	schwer
kurwalika	schwer krank zu sein
kwumva bihurugushwi	schwerhörig
mugabuzi	Schwertfortsatz
isereri	Schwindel
kuzengerera	Schwindel, haben
kubira icyuya	schwitzen
kubira icuya	schwitzen stark
imirorere	Selıkıafl
umukaya	Sehne
kuremba	sehr krank zu sein
indembe	sehr kranken Menschen
igipimo c'amaso	Sehtest
isabune	Seife
uruhande	Seite
ugukura	Seneszenz
ikangurambaga	Sensibilisierung
iboramaraso	Septikämie
amamininwa y'amaraso	Serum
gusuhuza umutima	seufzen
impanga zisa nk'intobo	siamesische Zwillinge
kubika inda	sich auf den Bauch legen
kumera	sich fühlen
gukorora imbere yo kuvuga utomora	sich räuspern
kunyenya	sickern

117

Kinyarwanda	Deutsch
igikoroto	Silber
inyumvo	Sinneseindruck
sinizite; agahanzi	Sinusitis
siro	Sirup
ikibanza	Site
ubuheri	Skabies; Krätze
indiga	Skalpell
irasaga ururasago	Skarifikation
igikanka	Skelett
ubuhengame bw'urutirigongo	Skoliose
indwara iterwa no kubura vitamini C mu mubiri	Skorbut
igihu cy'amabya; umufuka w'amabya	Skrotum; Hodensack
isogisi	Socken
ikirungurira	Sodbrennen
ikirungurira	Sodbrennen
ikirungurira	Sodbrennen
ugenda asinziriye	Somnambulismus
umunengetsi	Somnolenz
ubucukumbuzi	Sonde
agahinda	Sorge
guhangayikisha	sorgen
ikiraro	Spannweite
urusorongo	sparsam
imbwa; igicuro	Spasmus
cyakererewe	spät
inkoni	Spazierstock
amacandwe	Speichel
imbuvura y'amacandwe	Speicheldrüse
kumekwa	Speichelfluß
indorerwamo	Speigel
amasohoro	Sperma
amasohoro	Spermatozoon
inyicantangangabo	Spermizid
kibyibushye cyane	sperrig
kigaragara	spezifisch
akantunya	Sphinkter; Schließmuskel
igitagangurirwa	Spinne
indwara yo kubyimba urwagashya	Splenomegalie; Milzvergröberung
idisikuru	Sprache
ishami	Spray; Zerstäuber
kuvuga	sprechen
urushinge	Spritze
gusuka	spritzen
gucira amacandwe	spucken
igikororwa	Sputum
kurevangwa	Stammeln
kuganyira	ständig beschweren

118

Kinyarwanda	Deutsch
imbaraga	Stärke
amakaraza	statisch
ubuhangange	Status
uguhagarara umutima	Stauungsinsuffizienz
gisongoye	stechend
guhagarara	stehen
impuzandengo	stehend
icyumvirizo	Stehoskop; Hörrohr
intumbi	steif
akangamurizo, njonogo	Steißbein
akamakama	Steppergang
gupfa	sterben
gupfa	sterben
inkoro	Sternum; Brustbein
urubori	Stich
abucece	still
konsa	stillen
kwonsa	Stillen
imvumba z'amajwi	Stimmband
ijwi	Stimme
inkubiri	Stimmung; Laune
kunuka	stinken
kuganya	stöhnen
umwano	Stöhnen
kudedemanga	Stottern
umurari	Strabismus
umutungu	Strahl
inyongera	Streckung
gutongana	streiten (sich streiten)
ishimangira	Stress; Druck; Belastung
umugezi	Strom
umuvumba	Strom; Fluss
ivumbi	Stuab
amabyi	Stuhl, Fäzes, Exkrement, auch Kot
kunnya	Stuhlgang; Defäkation
ikiragi	stumm
gihubukiwe	stumpf
umuswa	stumpf
igihu	Stupor
igishinja	Sturheit
ibuuteri	Stützapparat
kwiyica	Suizid; Selbsttötung
malariya; ubuganga	Sumpffieber
ikinyuzwamwoyo	Suppositorium; Zäpfchen
iringaniza	Symmetrie
akarango	Symptom; Krankheitszeichen
uguhwera	Synkope; Ohnmachtsanfall

119

Kinyarwanda	Deutsch
imburugu; uburuga	Syphilis; Lues
ikinini	Tablette
urukenyerero	Taille
umukingo	Talus
entêtement	Tampon
imanzi	Tätowierung
igipfamatwi	taub
igitita	Taubheit
ubupfamatwi	Taubheit
ikiragi	taubstumm
akayiko	Teelöffel
intandara	Temperatur
gahunda	Termin
igihe ntarengwa	Termin
cyo ku mpera y'indwara	terminale Krankheit
cyo mu cyciro cya gatatu	tertiär
igipmisho cy'ubushyuhe	Thermometer
igituza; agatuza	Thorax; Brustkorb
umuregesho	Thrombus
-re-re	tief
ibimeme	Tinea cruris; Eczema marginatum; Tinea inguinalis
irange	Tinktur
umukobwa	Tochter
urupfu	Tod
ubugonyi	Toilette
umiywyo; ubrakari	Tollwut
amaraka	Tonsille; Mandel
ikibyimba (igishyute) cyo mu maraka	Tonsillen Abszess
gapfura	Tonsillitis
urukebu	Tortikollis; Schiefhals
pfuye	tot
igihwereye	totgeboren
uburozi	toxisch
ingobyi	Trage; Fahrtrage
simbirimo	Tragus
amariri	Tränen
amasozi; amarira	Tränenflüssigkeit
gusimbura urugingo cyangwa tisi	Transplantation
umuganga ushinzwe kubaga no gusimbura ingingo	Transplantationschirurg
agahihiro; umubabaro; agahinda	Trauer
amaganya	Trauer
icyunamo	Trauerfall
kunyareguzwa	träufeln urin
inzozi	Traum
ihihamuka	Trauma
kunoba n'ikirenge	treten
gufunyanga	treten in der Gebärmutter
impishwa	Trichomonas vaginitis

120

Kinyarwanda	Deutsch
kunywa	trinken
amazi	Trinkwasser
kidafite	trivial
cumye	trocken
ijisho ry'ugutwi	Trommelfell
ingoma y ugutwi	Trommelfell
igitonyanga	tropfenweise
guhumuriza	trösten
n'ubwo	trotz
gusinda	Trunkenheit
gusinda	Trunkenheit; Rausch
indwara y'umusinziro nyafurika; indrwara y'ibitotsi	Trypanosomiasis
isazi ya tsetse; inkurikiza	Tsetsefleige
igituntu	Tuberkulose
ikibyimba	Tumor
pamba ikoreshwa mu ivuriro	Tupfur; Abstrich
ibigatura	Typhus abdominalis; Salmonellenenteritis
umuti urenze urugero	Überdosis
kwica	Überfall
kubyibuha; ubuhonjoke	Übergewicht
rishaje	überholt
gusuzumwa	überprüfen
gisanzwe	üblich
kwasama	Um den Mund öffnen
kwiyoza amenyo	um die Zähne zu putzen
kananuka	um Gewicht zu verlieren
kunanuka	um Gewicht zu verlieren
kunanura	um Gewicht zu verlieren
kubabara	um Schmerzen zu haben
Gutaka umutwe	um über Kopfschmerzen klagen
umuzenguruko	Umfang
igihagararo	Umfang; Größe
yumvikana	umfassend
kugenda	umherwandeln
cyakora	unangesehen
abucece	unartikuliert
kabisa	unbedingt
kitazwi	unbekannt
igitsina cy'umugabo kidasiramuye	unbeschnittenen Penis
gitunguranye	unerwartet
ubumuga	Unfähigkeit
gisida, icyago, irango, ishyano	Unfall
ingwizamurongo	ungebildet
cyegereye; hafi	ungefähr
ugereranyije	ungefähr
gihubukiwe	unhöflich
intabera	unparteiisch

121

Kinyarwanda	Deutsch
ubwabyi	Unpässlichkeit
hepfo	unter
hepfo	unter; unterhalb
akaboko	Unterarm
hasi	unterer; inferior
ijigo	Unterkiefer
uruhekenyero	Unterkiefergelenk
umunwa wo hasi	Unterlippe
isuzumwa	Untersuchung
byanze bikunze	unvermeidlich
gukuramo inda (kuyemo)	unvermeidlich Abtreibung
ububabare	Unwhohlsein
umuyobora	Ureter; Harnleiter
umuyoboro w'inkari; umuvaruhago	Urethra; Harnhöhre
amaganga; inkari	Urin; Harn
cy'inkari	urinär
aho banyara	Urinflasche
kunyara	urinieren
urwungano rw'ibyara	urogenital
igikoresho gipima inkari	Urometer
ntandaro	ursächlich
ubupfurute butewe inkari	Urtikaria
cy'umura	uterin
umura; nyababyeyi	Uterus; Gebärmutter
ivirirana ry'umura	Uterusblutung
igituba	Vagina; Scheide
amanyare	Vaginalsekret
ubwikanye bw'injyanamura	Vaginsmus
ikingira	Vakzination; Impfung
urukingo	Vakzine
ubwaguke bw'imigarura	varikös
umugarura; ikigega	Vene; Vena
cyo ku nda	ventral
akabondo	Ventrikel
itangizwa	Veränderung
igipfuko	Verband
guhindura	verbessern
gishyushye cyane	Verbrühung
kugogora	verdauen
ukugogora	Verdauung
igugara; ukugugara	Verdauungsstörungen
Umuryango umuntu akomokamo	vererbung; Erblichkeit
gushoka	Verfall
gukinda	Vergewaltigung
kongera ingano	Vergrößerung; Erweiterung
yica	verhängnisvoll
gutetesha	verhätscheln

122

Kinyarwanda	Deutsch
iyegerana	Verkürzung
iyimura	Verlagerung
cyifuza	Verlangen
umurwayi	Verletzter
gukuka	verrenken
ishyundu; isharankima	Verruca; Warze
guhagarara	verschieben
kugezwayo	verschlechtern
gusubira inyuma	Verschlechterung
gukora isabune	verseifen
ukwiziga	Versogung
ubwenge	Verständnis
guhonyora	verstauchen
imvune	Verstauchung
kubogora	verstellen
ugutanga	Verteilung
isereri; muzunga	Vertigo; Schwindel
bijanye	verträglich
akanyabugabo	Vertrauen
kwanduza	verunreinigen
gushwara	Verwechslung
guhakana	verweigern
ukubora	Verwesung; Fäulnis
gusiba	verzichten
gucugusa	Vibration
byinshe	viel
ububonekerwa	Vision; Sehvermögen
kirenduka	viskös
cy'ijwi	vokal
ukubahiriza	Volumendehnbarkeit
guhinda umushyitsi	von Fieber zittern
gusura	vorbei Blähungen
gusura	vorbei Blähungen
kubuza	vorbeugen
imbere	Vorder-
uruhanga	Vorderhaupt; Stirn
kubogama	voreingenommen
kwanga	vorenthalten
igishishwa cy'imboro gikatwa	Vorhaut
intanganzira; ubuzime	Vorschrift
buhoro-buhoro	vorsichtig
akanyamasohoro	Vorsteherdrüse; Prostate
kurabukirwa	vorübergehend verlieren ein Temperament
igituba	Vulva; weibliche Scham
umunzani	Waage
ugukura	Wachstum
itiro	wackelig

123

Kinyarwanda	Deutsch
impfundiko	Wade
ubujiji	Wahn; Täuschung
imfubyi	Waise
itama	Wange; Backe
agasimba	Wanze
ubushyuhe	Wärme; Hitze
ibesani	Waschbecken
amazi	Wasser; Aqua
ipamba	Watte
-kazi	weiblich
koroba	weich
kurira	weinen
kurira	weinen
umweru	weiß
umuhanga	weise
muzitsa	Weisheitszahn
ubutitsa	weitergehend
indenzambono	Weitsichtigkeit; Hyperopie
cyishingiro	wesentlich
ivubi	Wespen
amahitamo	Whal
ingobyi	Wiege
icyahi	Windel
icyahi	Windel
indwara yandura itera ubushyuhe (intandara) bw'igihe gito n'amabara y'umutuku ku mubiri; ibihara	Windpocken; Varizellen
-nzinya	winzig
ingoro	Wirbel
uruti rw'umugongo	Wirbelsäule; Rückgrat
urutirigongo	Wirbelsäule; Rückgrat
ikiremba	wirkungslos
gikora neza	wirkungsvoll
buri cyumweru	wöchentlich
ipfupfu	Wölbung
igisebe; igikomere	Wunde
agakwega; tetanosi	Wundstarrkrampf
gushaka	wünschen
inzoka	Wurm
kubara	zählen
iryinyo	Zahn
umuganga w'amenyo	Zahnarst
uburoso bw'amenyo	Zahnbürste
ikinyigishi (ishinya)	Zahnfleisch
kubora ry'iryinyo	Zahnkaries
udafite amenyo	zahnlos
umuti w'amenyo	Zahnpasta

Kinyarwanda	Deutsch
ububabare bw'amenyo	Zahnschmerzen; Zahnweh
umunyankondo	Zäkum
imbago	Zange
nshabari	Zäpfchen
ubupfuma	Zauberei
ikirondwe	Zeckenbiß
ino	Zehe
urwara rw'ino	Zehennagel
agasoro	Zelle
hagati	Zentrum
cyo mu bwonko	zerebral
indwara y'bwonko bita STROKE	zerebrale Durchblutungsstörung
igisebe	Zerreißung; Rißwunde; Einriss
ubukurugutwi	Zerumen
amahenehene	Ziegenmilch
gukurura	ziehst
isegereti	Zigarette
icyumba	Zimmer
ugusiramura	Zirkumzision; Beschneidung
indwara y'umwijima	Zirrhose
gutitimira	Zittern der Hand
zona	Zoster
kunogora	zu Beitel
guhwema	zu einem den Atem zu fangen
kwibaruka	zu gebären
kuganya	zu sein leidtragend
igisukari	Zucker
kwinyagambura	Zuckung
kongorera; guhwihwisa	zuflüstern
ukugera	Zugang
nshinganwa	zugrundeliegend
Itariki yo kwinjira mubitaro	Zullasungdatum
genda kwa muganga	zum Arzt gehen
ururimi	Zunge
intananya	Zungenbändchens
igufwa ryo munsi y'ururimi	Zungenbein
magingo aya	zur Zeit
amahasha	zusammengewachsene Zwillinge; Doppelfehlbildung; Siamesische Zwillinge
gisharira	zusammenziehend
umufasha	zusätzlich
uko umuntu ameze mu mubiri	Zustand
icyemezo	Zustimmung
cyo kwizera	zuverlässig
gushamika	zweizackig
igikuri	Zwerg
impanga	Zwillinge
ikinyabibiri	Zwitter

125

Kinyarwanda	Deutsch
saa sita	zwölf Uhr mittags
amara; nyawakira	Zwölffingerdarm
kweruruka	Zyanose

126

Zweisprachiges und dreisprachiges Wörterbücher

English-Kinyarwanda-French Dictionary

English-Kinyarwanda Dictionary

English-Kirundi-French Dictionary

English-Kirundi Dictionary

English-Swahili-French Dictionary

English-Swahili Dictionary

Medizinische Wörterbücher und Sprachführer von A.H. Zemback

English-French Medical Dictionary and Phrasebook

English-Spanish Medical Dictionary and Phrasebook

English-German Medical Dictionary and Phrasebook

English-Portuguese Medical Dictionary and Phrasebook

English-Italian Medical Dictionary and Phrasebook

English Kinyarwanda Medical Phrasebook and Glossary

English-Swahili Medical Phrasebook and Glossary

English-Kirundi Medical Phrasebook and Glossary

English-Kinyarwanda-French Medical Phrasebook and Glossary

Dictionnaire et les Phrases Médicales Français-Kinyarwanda

www.ingramcontent.com/pod-product-compliance
Lightning Source LLC
Chambersburg PA
CBHW070030210526

45170CB00012B/525